¡Ni una DIETA más!
El método circadiano
que acelera el metabolismo,
controla el hambre y la adicción
a los dulces y le permite adelgazar
para siempre

© Daniela Jakubowicz, 2006
© Editorial Planeta Venezolana S.A., 2006
Calle Madrid entre New York y Trinidad
Urb. Las Mercedes
Caracas, Venezuela

Diseño de portada:: Luis Bernardo Pereda
Diagramación: Luis Bernardo Pereda
Edición de textos: Ginett Alarcón

Depósito legal: IF 522200636322138
ISBN: 980-271-345-7

Reservados todos los derechos. No se permite reproducir, almacenar ene sistemas de recuperación de la información ni transmitir alguna parte de esta publicación, cualquiera que sea el medio empleado electrónico, mecánico, fotocopia, grabación, etc., sin el permiso previo de los titulares de los derechos de la propiedad intelectual.

Impreso en Editorial Arte, S.A.

Daniela Jakubowicz

¡Ni una DIETA más!
El método circadiano
que acelera el metabolismo,
controla el hambre y la adicción
a los dulces y le permite adelgazar
para siempre

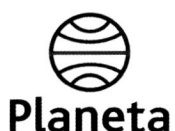

Planeta

ÍNDICE

Introducción	11
Parte I	15
Capítulo 1 LOS RITMOS HORMONALES O RITMOS CIRCADIANOS	15
La vía metabólica que toman los alimentos depende de la luz solar	15
El tercer ojo controla nuestras vidas	16
La serotonina dirige nuestros sueños	17
La química del deseo	17
PROCESOS MATUTINOS	18
Más alerta en la mañana	18
Otros ritmos circadianos	19
En las mañanas la presión arterial es más elevada	19
El riesgo de infarto y trombosis es mayor en las primeras horas del día	19
Los ejercicios son más peligrosos en la mañana	20
Los alimentos se transforman mejor en energía e incrementan la masa muscular durante el horario matutino	20
Control del cortisol sobre el metabolismo	21
El tiempo para las harinas	21
PROCESOS NOCTURNOS	22
Incremento de la grasa de reserva	22
En las noches la insulina es poco eficiente	22
Los alimentos se desvían hacia el colesterol	22
LOS SISTEMAS DE EMERGENCIA	22
Activación del sistema de emergencia matutino	23
Disminuye nuestra capacidad intelectual	24
Sistema de emergencia nocturno	24
Capítulo 2 LA DIETA INVERTIDA	25
LOS OBESOS SE ALIMENTAN A LA INVERSA DE LOS RITMOS HORMONALES	25
La falta del desayuno y una cena abundante favorecen la obesidad	25
SIN DESAYUNO DISMINUYE EL METABOLISMO Y SE FACILITA LA OBESIDAD	27
Se deteriora la masa muscular	27
Perdemos músculos pero no grasa	28

    Aumentan las células de grasa   28
    Disminuye el metabolismo   28
    Los ejercicios en ayunas destruyen las proteínas musculares   29
    LA CENA ABUNDANTE IMPIDE LA MOVILIZACIÓN
    DE LA GRASA   29
    Las harinas y los dulces engordan más al anochecer   30

Capítulo 3 LA RESISTENCIA A LA INSULINA   31
    LA RESISTENCIA A LA INSULINA AFECTA LA FUNCIÓN
    DEL OVARIO   32
    ALTERA LAS GRASAS EN LA SANGRE Y ELEVA
    LA PRESIÓN ARTERIAL   33
    AVANZA HACIA LA DIABETES   33

Capítulo 4 EL METABOLISMO OSCILA AL RITMO DEL
SOL Y LA LUNA   34
    EL METABOLISMO DEL AMANECER   34
    En la mañana, las proteínas aportan más energía que en la noche   35
    Atenúan el hambre por muchas horas   35
    Evitan el deterioro de los músculos   35
    Aceleran más el metabolismo y la termogénesis   35
    Incrementan el alerta   35
    Efecto metabólico de las harinas y dulces en el desayuno   36
    Las golosinas en el desayuno tienen efectos antiadictivos   36
    EL METABOLISMO NOCTURNO   36
    Durante el sueño nocturno se movilizan las grasas   37
    El colesterol también se produce más en la noche   37
    LA NUTRICIÓN DEBE ESTAR ACOPLADA A LOS RITMOS
    HORMONALES   38
    Es conveniente aumentar la ingesta de proteínas al despertar   38
    Disminuir el consumo de harinas en la noche   38
    LOS OBESOS ENGORDAN CON MAYOR FACILIDAD QUE
    LAS PERSONAS DELGADAS   38
    LAS FALLAS METABÓLICAS   39
    La glucosa se desvía hacia el tejido adiposo   39
    La situación se agrava con la edad y con el sobrepeso   40
    Al atardecer engordan más   41
    LOS SÍNTOMAS NOS GUÍAN HACIA EL ORIGEN DE
    LA OBESIDAD   42

Capítulo 5 LA ADICCIÓN QUE ENGORDA: AL ATARDECER SIENTEN IRRESISTIBLES DESEOS DE COMER HARINAS Y GOLOSINAS, Y AÚN SIN HAMBRE LAS INGIEREN   44
    EL RITMO CIRCADIANO DE LA SEROTONINA Y LOS IMPULSOS ADICTIVOS   44
    «Cerebro de gordo»   45
    Los dulces como antidepresivos   45
    La serotonina es más antidepresiva en los obesos   46
    La secuencia del evento adictivo   46
    La adicción se exacerba con la dieta   48
    EL CONTROL DE LA QUÍMICA ADICTIVA, PRINCIPAL OBJETIVO DE LA DIETA DE LOS RITMOS CIRCADIANOS   49
    La dieta debe controlar la atracción por los dulces y harinas   49
    Similar al tratamiento de un alcohólico   50
    El control de la adicción   50
    El control de la adicción garantiza que será delgado en forma permanente   51
    Nunca menosprecie la adicción hacia los carbohidratos   51

Capítulo 6 LA CONTRAINDICACIÓN DE LAS DIETAS RESTRICTIVAS   52
    LAS DIETAS DE POCAS CALORÍAS DISMINUYEN EL METABOLISMO Y PROMUEVEN EL RETORNO AL SOBREPESO   53
    Una alegría muy corta   53
    El fenómeno yo-yo   54
    EL METABOLISMO O GASTO ENERGÉTICO DIARIO   56
    El metabolismo basal (MB) o gasto energético basal en kcal/24 horas   56
    Termogénesis inducida por la dieta o la aceleración metabólica que producen los alimentos   57
    Termogénesis por el ejercicio   58
    LA DIETA DEBE ACELERAR EL METABOLISMO   59
    Podemos adelgazar comiendo mucho si aceleramos el metabolismo   59
    La aceleración metabólica que producen las proteínas es máxima en las mañanas   59
    Las proteínas aceleran el metabolismo más que el ejercicio   60
    Las proteínas también controlan el hambre   61
    Aumentan el alerta   61
    Se puede adelgazar sin restringir el número de calorías   61

Parte II   62

Capítulo 7 LA DIETA DE LOS RITMOS HORMONALES O DIETA CIRCADIANA   62
- RECOMENDACIONES GENERALES   62
- DESAYUNE AL DESPERTAR   63
- INCREMENTE LAS PROTEÍNAS DEL DESAYUNO   63
- LA AVERSIÓN HACIA EL DESAYUNO SE PUEDE VENCER   64
- LAS HARINAS EN EL DESAYUNO NO ENGORDAN Y LE PERMITEN CONTROLAR EL DESEO POR LOS AZÚCARES   65
- GUARDE LAS GOLOSINAS PARA EL DESAYUNO   65
- LA DIETA DEBE FACILITAR LA MAYOR UTILIZACIÓN DE LA GRASA DURANTE LA NOCHE   66
- CONTENIDO DE ALIMENTOS EN LA DIETA Y LAS RACIONES NUTRICIONALES   67

Capítulo 8 EL DESAYUNO DE LOS RITMOS NATURALES O DESAYUNO CIRCADIANO   69
- LAS PROTEÍNAS DEL DESAYUNO   70
- LAS GRASAS DEL DESAYUNO   76
- CARBOHIDRATOS   77

Capítulo 9 EL ALMUERZO CIRCADIANO   83
- LAS PROTEÍNAS DEL ALMUERZO   84
- VEGETALES DEL ALMUERZO   86
- FRUTAS DEL ALMUERZO   90

Capítulo 10 LA CENA, LA MERIENDA Y ALIMENTOS PARA PICAR   95
- NO DEBE SENTIR HAMBRE   95
- NO DEBE SENTIR DESEOS DE COMER HARINAS NI DULCES   95
- ESCOGENCIA DE LOS ALIMENTOS DE LA TARDE Y NOCHE   96
- SUGERENCIAS E IDEAS PARA INCLUIR LAS FRUTAS PARA LA CENA, LA MERIENDA Y PARA PICAR   99
- SUGERENCIAS E IDEAS PARA INCLUIR LOS VEGETALES ASIGNADOS PARA LA CENA, LA MERIENDA Y PARA PICAR   101
- OTROS CONSEJOS RELACIONADOS CON LA CENA, LA MERIENDA Y LOS ALIMENTOS PARA PICAR   105

Capítulo 11 LA CENA DE EMERGENCIA   109
    ALGUNAS OPCIONES PARA LA CENA DE EMERGENCIA   110
    RECOMENDACIONES   113
    NUNCA CONFÍE EN SU VOLUNTAD   114

Capítulo 12 DIETA DE MANTENIMIENTO ACOPLADA A LOS RITMOS NATURALES   116
    LA DIETA DEBE PASAR A SER SU FORMA COTIDIANA DE ALIMENTACIÓN   116
    DIETA DE MANTENIMIENTO A   117
    DIETA DE MANTENIMIENTO B   117
    CONTROLE SU PESO TODOS LOS DÍAS   118

Capítulo 13 LA DIETA DE LOS RITMOS NATURALES PARA MEJORAR LA FERTILIDAD   119
    AL ADELGAZAR SE CONTROLA EL OVARIO   120
    ADICTAS A LOS CARBOHIDRATOS   120
    LA DIETA PARA INCREMENTAR LA FERTILIDAD   120
    Ingerir más proteínas al despertar   121
    Las harinas se deben incluir principalmente en el desayuno   121
    Si evita las harinas en la noche mejora la fertilidad   121
    Prefiera los carbohidratos o harinas con bajo índice glicémico   122
    En las mañanas, las harinas no afectan la fertilidad   123

Capítulo 14 LA DIETA DE LOS RITMOS NATURALES PARA CONTROLAR LA DIABETES   124
    SI ADELGAZA CONTROLARÁ MEJOR LA DIABETES   125
    PREFIERA LOS CARBOHIDRATOS O HARINAS CON BAJO ÍNDICE GLICÉMICO   125
    DISMINUYA EL CONSUMO DE AZÚCAR   126
    AUMENTE EL CONSUMO DE FIBRA   126
    INGIERA MENOS GRASAS   126
    DISMINUYA EL SODIO   127
    ALCOHOL   128
    EJERCICIO   129
    PRODUCTOS... DIETÉTICOS   129
    EDULCORANTES   129
    OTROS DETALLES   130
    UTILICE LA LISTAS DE INTERCAMBIO Y NUTRICIÓN   130

Parte III 132

Sección 1 MEDICAMENTOS ÚTILES, INÚTILES Y PELIGROSOS 132
   FUNCIONES Y PELIGROS DE LOS MEDICAMENTOS PARA
   LA OBESIDAD 132
   Efectos de los medicamentos que controlan el hambre 132
   Efectos de los medicamentos que controlan la adicción 133
   Efectos de los medicamentos que controlan el hambre y la adicción 134
   Efectos de los medicamentos que reducen la absorción de nutrientes 134
   Efectos de los preparados naturales 134
   Efectos de la hormona de crecimiento 135
   Efectos de la leptina 135
   No existen drogas mágicas pero sí dietas adecuadas 136
   CUÁNDO SE DEBEN PRESCRIBIR MEDICAMENTOS PARA
   EL TRATAMIENTO DE LA OBESIDAD 137
   Cuando la tiroideas es la culpable 138
   No tome hormonas tiroideas si no las necesita 138
   Cuando la culpable es la insulina 139
   No tome medicinas innecesarias ni empíricas 140
   No crea en brujerías 140

Sección 2 LA IMPORTANCIA DE LA ACTIVIDAD FÍSICA Y DEL SUEÑO NOCTURNO 142
   LOS EJERCICIOS ACELERAN EL ADELGAZAMIENTO Y
   EVITAN EL RETORNO A LA OBESIDAD 142
   Los ejercicios aceleran el metabolismo 143
   De todos los tejidos, los músculos son los que gastan más energía 143
   Facilitan la acción de la insulina 143
   Aumenta la masa muscular 144
   Los ejercicios moderados son más recomendables 145
   LOS EJERCICIOS DEBEN ESTAR ACOPLADOS A LOS
   RITMOS HORMONALES 146
   El peligro que representan los ejercicios matutinos 146
   En ayunas, más riesgos que beneficios 147
   Los ejercicios, mejor en la tarde 148

Sección 3 LA HORMONA QUE NOS ADELGAZA DURANTE EL
SUEÑO NOCTURNO 149
    Si no duerme, no adelgaza 150
    También facilita las defensas 150
    Las harinas frenan el adelgazamiento nocturno 151

TABLA 1 INTERCAMBIO DE LAS RACIONES DE LOS ALIMENTOS 152

TABLA 2 ÍNDICES GLICÉMICOS DE LOS ALIMENTOS 162

TABLA 3 CÁLCULO DEL ÍNDICE DE MASA CORPORAL 166

TABLA 4 CONTENIDO DE CALORÍAS (CAL), PROTEÍNAS (PRO), GRASAS (GRA) Y CARBOHIDRATOS O AZÚCAR (HC) POR CADA 1OO G DE ALIMENTO 172

SELECCIÓN BIBLIOGRÁFICA 176

INTRODUCCIÓN

El hambre y la adicción son las dos fuerzas que obligan al obeso a ingerir alimentos que engordan en las horas nocturnas. Es primordial por ello que la dieta se enfoque en el control de esas dos fuerzas.

Para lograr estos objetivos y poder incluir en la dieta tanto los alimentos que controlan el hambre como los que frenan la adicción, se requiere que esta acelere el gasto calórico y permita que aún comiendo la persona mucho permanezca delgada.

Si controla el hambre y la adicción por las harinas conseguirá la delgadez en forma permanente. Por el contrario, si en las noches siente hambre o deseos de comer harinas, pan o dulces, de nada servirá que adelgace aceleradamente, pues un día no resistirá y engordará de nuevo.

MIENTRAS MÁS DIETAS MÁS GORDOS

La obesidad es uno de los retos más difíciles que actualmente confronta la ciencia médica. Con todos los adelantos científicos y conociendo las graves consecuencias de la obesidad, ésta no sólo no se ha podido erradicar, sino que muy por el contrario su incidencia se incrementa año tras año y actualmente alcanza cifras epidémicas en casi todo el mundo.

Hace una década la cantidad de obesos en los Estados Unidos abarcaba un 15 por ciento de la población, hoy alcanza el 61 por ciento. Se estima que hay 108 millones de americanos que pesan muy por encima de lo que se considera sano. Esto equivale a más de la mitad de la población. También ocurrió un nuevo aumento en la obesidad infantil, mientras un 14 por ciento de los adolescentes son obesos.

Además de ser un problema estético, la gordura predispone severamente hacia las enfermedades cardiovasculares, el infarto, la trombosis, la hipertensión y la diabetes del adulto. Favorece una aterosclerosis prematura, la aparición del cáncer; especialmente de mama, de colon y del útero que ocurren con más frecuencia en los obesos y como era de esperar, esta epidemia de gordos ha conseguido un incremento de la diabetes del adulto, que además hace su aparición en personas muy jóvenes, inclusive en niños.

Se ignora la naturaleza adictiva del problema

Una de las grandes fallas que se observa comúnmente en los métodos de adelgazamiento, es que van dirigidos a tratar la gordura y no los impulsos adictivos por los que el obeso ingiere alimentos en un horario en el que lo engordarán más.

NO TOMAN EN CUENTA LOS RITMOS NATURALES DE LAS HORMONAS ENERGÉTICAS

Es fundamental considerar las oscilaciones que presentan las hormonas energéticas cada 24 horas, pues estas fluctuaciones determinan en qué momento del día los alimentos se transforman en energía y cuándo en grasa.

ALGUNAS DIETAS TRATAN LA GORDURA PERO NO SUS CAUSAS

Existe una infinita cantidad de métodos y dietas para perder peso, pero en la mayoría de los casos los que deciden seguirlas, ven cómo sus esfuerzos fracasan.

Casi todas las dietas —tanto las clásicas de bajas calorías, como las comerciales, las que restringen las harinas y las que consisten en un solo alimento— tienen el mismo y triste final: el retorno a la obesidad a mediano o más largo plazo. De hecho, la mayoría de quienes se someten a una dieta para perder peso, terminan más obesos que cuando la iniciaron.

Las dietas restrictivas bajan el metabolismo. Y favorecen el rápido retorno a la obesidad

La mayoría de los métodos para adelgazar se limitan a indicarle al paciente diversos procedimientos para un consumo menor de calorías.

Sin embargo, muchos estudios han determinado que «comer menos» no es un buen método para adelgazar, pues además de exacerbar la adicción hacia los carbohidratos también baja el metabolismo, lo que facilita el aumento de peso con menor ingesta de alimentos. Como resultado de este práctica luego de un breve período de adelgazamiento, se inicia un rápido retorno a la obesidad.

Al final terminan más gordos y más adictos

Mientras pierden peso a gran velocidad se muestran muy satisfechos, dicen que «la dieta funciona». Pero en los meses subsiguientes, el ritmo del adelgazamiento se va aminorando mientras que el hambre, la debilidad y la adicción por los dulces incrementan hasta hacerse irresistible.

Como no ven compensados todos sus esfuerzos y sacrificios, dejan bruscamente la dieta y empiezan a comer desenfrenadamente todo lo que tenían vedado.

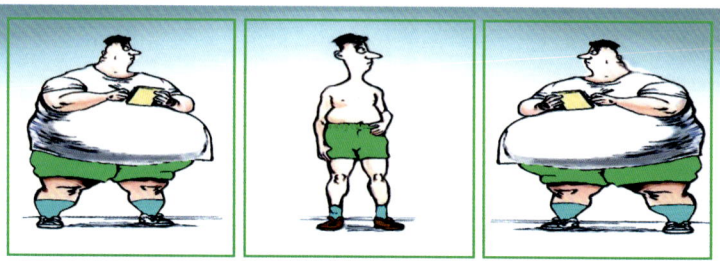

Fernando antes de la dieta   *Adelgazó rápidamente con una dieta de hambre*   *Pocas semanas después recuperó lo que perdió, más 10 kg adicionales*

Abandonan una tras otra todas las dietas y con cada intento terminan más y más gordos y más desesperados.

Pensamos que en este enfoque equivocado reside la causa de tantos fracasos.

CON LA DIETA DE LOS RITMOS NATURALES APRENDERÁ

1) Cómo adelgazar en forma permanente con una dieta acoplada a los ritmos naturales, que le facilitará el control del hambre y las fuerzas adictivas que lo empujan a comer dulces y harinas.

2) Una forma de nutrición que acelera su metabolismo y la conversión de los alimentos en energía protegiéndolo del retorno a la obesidad.

Parte I

Capítulo 1

LOS RITMOS NATURALES O RITMOS CIRCADIANOS

En virtud de que los ritmos de las hormonas energéticas dependen de la luz solar, es obvio que para adelgazar es necesario acoplar el consumo de los alimentos a estas oscilaciones naturales. De esta forma orientaremos los nutrientes hacia su conversión en músculos y en energía a la vez que disminuiremos su conversión en grasa. Los alimentos nos aportarán bienestar y evitaremos la obesidad.

La vía metabólica que toman los alimentos depende de la luz solar

Los ciclos del día y de la noche, del sol y la oscuridad, generan oscilaciones o ritmos hormonales en el sistema endocrino y en el sistema nervioso central.

Son los llamados ritmos naturales de las hormonas o ritmos

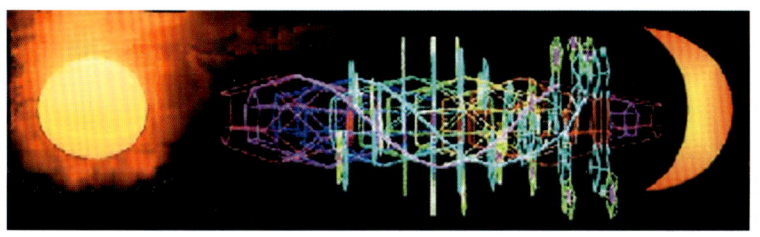

circadianos (del latín *circa*: círculo, y *diana*: día) que se repiten cada 24 a 25 horas a lo largo de nuestras vidas.

Nuestro organismo se acopla a esos ritmos hormonales y funciona como un sistema en dos fases:
1) La fase matutina, que se inicia con el amanecer.
2) La fase nocturna, que se inicia con el ocaso del sol.

El tercer ojo controla nuestras vidas

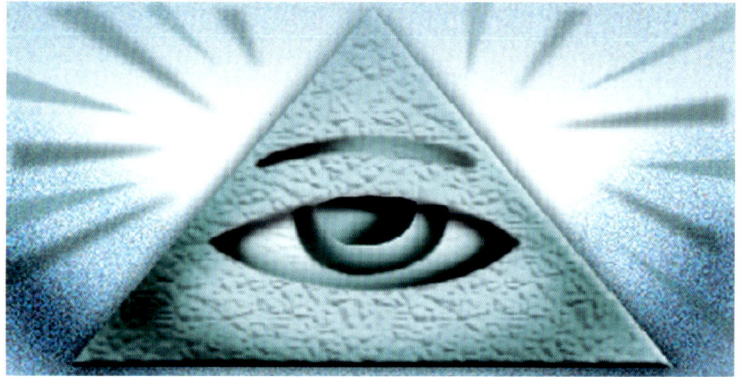

Las señales de presencia o ausencia de luz que provienen de la retina del ojo, viajan al núcleo supraquiasmático (NSQ) en la base del cerebro y llegan a la parte media y posterior del cerebro, donde se ubica la glándula pineal también llamada «el tercer ojo». Ésta funciona como nuestro reloj biológico: se inhibe con la luz y se activa con la oscuridad, con lo que estimula la producción de la melatonina y de la serotonina durante la noche. De esta manera informa a todo el organismo sobre cuándo amanece y cuándo anochece.

El Núcleo Supraquiasmático (NSQ) y la Glándula Pineal (P) conforman nuestro reloj biológico.

La serotonina dirige nuestros sueños

La secreción de serotonina se incrementa al anochecer y permanece elevada durante casi toda la noche.

Se trata de un mediador antidepresivo y sedante que procura felicidad, tranquilidad y sueño. Adicionalmente, frena la

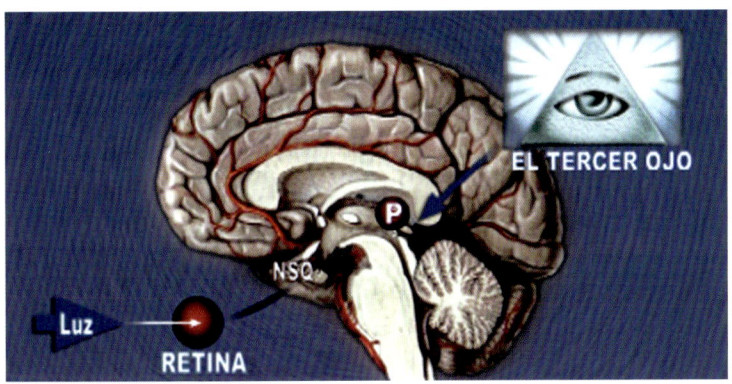

producción cerebral de otros mediadores que son estimulantes como la adrenalina, dopamina y noradrenalina.

Tanto el aumento de la serotonina como la disminución de los mediadores estimulantes que ella induce contribuyen en el horario nocturno a la disminución del alerta, de la atención y de la capacidad intelectual. En pocas palabras, durante la noche, cuando se produce más serotonina, la gente se queda dormida.

Al amanecer, el incremento de la luz del día frena a la glándula pineal que disminuye su producción de serotonina, la cual se reduce a lo largo del día y sufre una brusca caída al atardecer. Cuando llega la oscuridad de la noche la serotonina reinicia su ascenso nocturno.

La química del deseo

La serotonina además de su influencia antidepresiva también regula el apetito y los deseos de comer dulces, chocolates y harinas.

Los altos niveles de serotonina que persisten al amanecer, producen un rechazo hacia el desayuno; mientras que el brusco descenso que este mediador presenta hacia la mitad tarde ocasiona, en este momento del día, una sensación de tristeza así como un impulso adictivo o atracción hacia las harinas o dulces.

Las oscilaciones de este mediador son muy acentuadas en los obesos, quienes en las mañanas tienen los niveles de serotonina muy elevados —lo que les ocasiona un gran rechazo hacia el desayuno—, y al atardecer estos niveles se precipitan en forma muy marcada.

Así se explica la razón por la que los obesos tienen impulsos adictivos hacia las harinas, dulces y chocolates en horas de la tarde.

PROCESOS MATUTINOS

Más alerta en la mañana

Con el incremento de la luz del día la serotonina va descendiendo; por otra parte varias sustancias estimulantes como el cortisol, la adrenalina y la dopamina se elevan desde la madrugada.

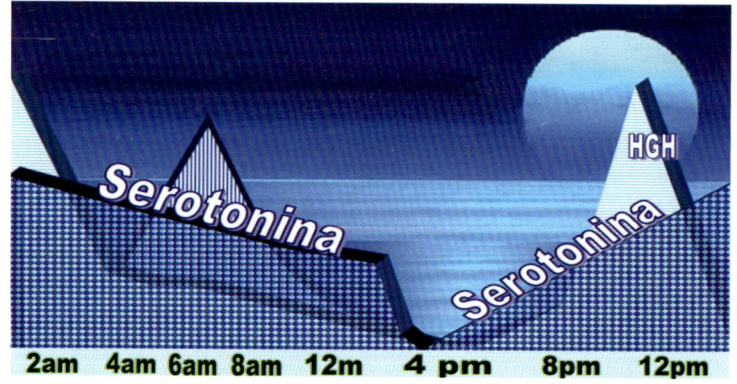

El cortisol y la adrenalina se elevan desde la madrugada

Estas sustancias aumentan la vigilia, el alerta, la capacidad de concentración y la habilidad para resolver problemas —que por esta causa es óptima a lo largo de la mañana. También otorgan una serie de características intelectuales y orgánicas completamente diferentes a las que podemos encontrar en el mismo individuo durante la tarde y al anochecer.

Otros ritmos circadianos

En las mañanas las personas se concentran mejor, la mayoría alcanza el máximo de alerta y capacidad de atención a las 11:00 am, lo cual coincide con el pico de producción de adrenalina. Luego esta sustancia disminuye y con ello el nivel de atención hacia la tarde.

La memoria inmediata y el razonamiento llegan a su punto máximo en las horas matutinas, en tanto que la memoria a largo plazo aumenta durante la tarde.

La destreza manual también es inmejorable en horas vespertinas, y todos los sentidos: gusto, vista, oído, tacto y olfato se agudizan hacia las horas de la tarde y tempranas horas de la noche. La temperatura corporal se va elevando hasta alcanzar su pico a las 3:00 pm, lo mismo ocurre tanto con personas sanas como con las afectadas por estados febriles, para quienes es notorio el empeoramiento a esa hora de la tarde.

En las mañanas la presión arterial es más elevada

La presión arterial comienza a elevarse en la madrugada y alcanza sus máximos niveles en las primeras horas de la mañana. Esto explica el recrudecimiento de todos los síntomas derivados de la presión alta en las personas hipertensas en esta parte del día, que llegan incluso a despertarse en la madrugada con un intenso dolor de cabeza inducido por el pico de tensión.

El riesgo de infarto y trombosis es mayor en las primeras horas del día

El pico matutino de la adrenalina eleva la presión arterial (el corazón está más acelerado), disminuye el flujo sanguíneo en las arterias coronarias, la sangre es más densa, las plaquetas (elementos de la coagulación) se pegan, se adhieren más y la demanda cardiaca es superior en la mañana.

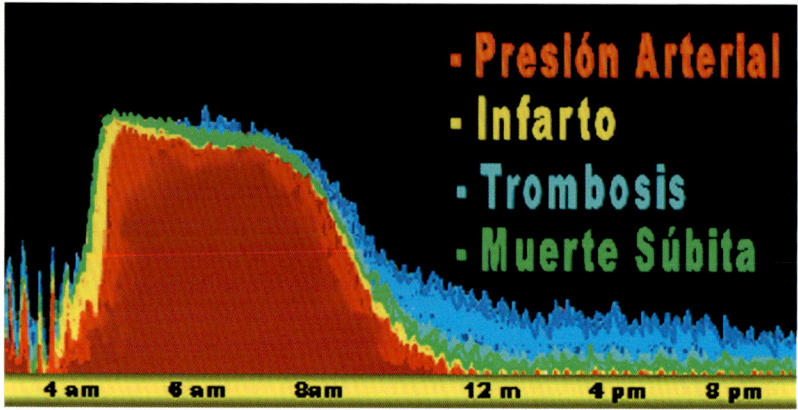

En general todos los elementos de riesgo cardiovascular ascienden desde la madrugada sin detenerse hasta alcanzar un tope entre las 8:00 y 10:00 am. Varios estudios han confirmado el mayor riesgo de sufrir infarto, muerte súbita, trombosis o accidentes cerebrovasculares en la horas matutinas.

Los ejercicios son más peligrosos en la mañana

Con motivo del mayor riesgo cardiovascular matutino, no se recomienda el ejercicio en esas horas, ya que su práctica contribuye aún más con el alza de la presión arterial y el pulso, además de estimular la producción de adrenalina —de hecho ya acrecentada en las mañanas.

Es más adecuado ejercitarse o realizar deportes en la tarde, cuando contamos con un mayor flujo en las coronarias, menor presión sanguínea —la sangre es más fluida—, los factores de trombosis están disminuidos y la demanda cardiaca es baja.

En la tarde y al anochecer mejora la capacidad aeróbica y el metabolismo de las reservas durante el ejercicio. El rendimiento físico es óptimo en esa parte de día.

Los alimentos se transforman mejor en energía e incrementan la masa muscular durante el horario matutino

Cuando los alimentos ingresan al organismo, sus efectos metabólicos y su conversión en energía, en músculos o en grasa, depende del entorno metabólico y hormonal que predomina en el momento de su consumo.

En las mañanas en particular prevalecen las hormonas que convierten los alimentos en energía y regeneran la masa muscular.

Control del cortisol sobre el metabolismo

En las mañanas el organismo está controlado por el cortisol, que convierte proteínas en energía. Por ello, las proteínas como el queso, leche, pollo, atún etc., ingeridas en este momento, sufren muchas modificaciones que las transforman en masa muscular, energía y colaboran con el mantenimiento constante de los niveles de glucosa durante muchas horas.

Esto preserva la masa muscular, incrementa el alerta y la concentración mental; además evita la sensación de hambre a lo largo del día.

Adicionalmente, las complicadas reacciones químicas que experimentan las proteínas ingeridas en la mañana, acrecientan la temperatura corporal y aceleran el metabolismo mucho más que cuando son ingeridas durante la noche. Esto facilita que el resto del día no consiga engordar aunque consuma muchos alimentos.

El tiempo para las harinas

En horas matutinas, el organismo es más sensible a la acción de la insulina, la hormona que traslada la glucosa sanguínea a los músculos. Por ello, cuando ingerimos harinas en las horas matutinas, una fugaz elevación de la insulina introduce el azúcar a los músculos, aumentando la energía y no la grasa de reserva.

Por este motivo, las harinas y los dulces ingeridos en la mañana no nos engordan.

El consumo de carbohidratos en horas tempranas desarrolla la serotonina cerebral, aminorando la adicción por los dulces que sienten los obesos al atardecer.

PROCESOS NOCTURNOS

Incremento de la grasa de reserva

El organismo responde menos a la acción de la insulina en las horas nocturnas. Por ello cuando se comen azúcares y harinas de noche la insulina tiene que elevarse mucho más y como no puede trasladar los azúcares a los músculos, los desvía hacia la grasa de reserva. Uno engorda pero no aumenta su energía.

En las noches la insulina es poco eficiente

En respuesta a una comida nocturna rica en harinas hay una mayor y más prolongada elevación de la insulina, lo que produce los siguientes efectos:
- Aumento de los triglicéridos
- Disminución del colesterol protector
- Aceleramiento de la arterosclerosis
- Elevación de la presión arterial
- Acumulación de grasa mientras se duerme

Los alimentos se desvían hacia el colesterol

Finalmente, la enzima limitante de la síntesis del colesterol se eleva dentro del hígado durante la noche y alcanza su pico hacia la medianoche. Esto facilita mucho más la formación de colesterol en las personas que destinan el mayor número de calorías a la cena.

Para las personas de hábitos nocturnos los alimentos, en lugar de servirles como fuente de energía y salud, se convierten en agentes que provocan la obesidad y aceleran la aparición de la diabetes, infartos y accidente cerebrovasculares

LOS SISTEMAS DE EMERGENCIA

El principal objetivo de los sistemas de emergencia es mantener los niveles de glucosa estables en la sangre, por ser éste el único combustible que puede utilizar el cerebro.

Para ello, el organismo pone en marcha diferentes sistemas que varían según la hora en la que ocurra la falta de alimento. Es muy diferente la respuesta a la falta de alimento cuando es por falta del desayuno, que la que se produce al no comer en las noches o antes de dormir.

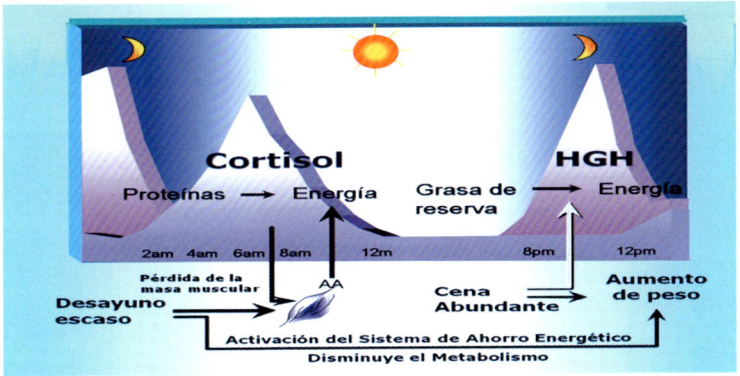

La falta del desayuno activa los sistemas de emergencia

Activación del sistema de emergencia matutino

En las horas de la mañana predomina la acción del cortisol que en los momentos de ayuno estimula la destrucción de las proteínas musculares y su conversión en glucosa.

Si al despertar no desayuna nada y continúa con el ayuno nocturno, se activan los sistemas de emergencia que le permitirán sobrevivir sin alimentación.

Al despertar, el cerebro utiliza el azúcar (glucosa circulante o la glucosa sanguínea), pero éste se agota en unos quince minutos. Este descenso del azúcar sanguíneo activa el primer sistema de emergencia: el hígado aporta su reserva de azúcar, con lo que logra mantener los niveles sanguíneos de glucosa por otros quince minutos más.

Si para cuando desciende nuevamente la glucosa sanguínea la persona continúa sin desayunar, el cerebro entiende esta información como «comienzo del ayuno»: cree que los alimentos nunca llegarán.

Se activa entonces el segundo sistema de emergencia matutino que consiste en una elevación de la cortisona, que produce una masiva destrucción de proteínas musculares y del colágeno de la piel. Las proteínas de estos tejidos son degradadas hasta aminoácidos como la alanina, que abandonan el músculo y pasan al hígado, donde son convertidos en glucosa nueva.

En el ayuno matutino, el cuerpo utiliza los músculos como combustible de reserva. No puede usar la grasa porque la hormona que la manipula solamente se eleva durante el sueño nocturno.

De esta forma, podríamos decir que la persona que no desayuna sobrevive a expensas de su propia masa muscular, pierde músculos y gana grasa.

Disminuye nuestra capacidad intelectual

Los altibajos de glucosa que produce un desayuno deficiente, ponen en desventaja al cerebro que como se dijo es el encargado de activar los sistemas de emergencia. Así tenemos que para quienes no desayunan un 80 por ciento de su cerebro se dedica a poner en marcha estos sistemas de supervivencia y sólo un 20 por ciento se dedica al aprendizaje, a resolver problemas y a memorizar. Esto acarrea una fatiga o agotamiento mental durante la mañana y aunque uno no se vuelve menos inteligente, la capacidad intelectual disminuye.

Sistema de emergencia nocturno

Cuando el estado de «postabsorción» o ayuno comienza de noche, la situación es diferente. En las horas nocturnas predomina la acción de la HGH u crecimiento, la cual estimula la degradación de las grasas y facilita que el organismo utilice los depósitos de grasa como combustible de reserva. Esto nos aclara el porqué las personas pierden peso fundamentalmente durante el sueño nocturno.

Capítulo 2

LA DIETA INVERTIDA

Los obesos presentan elevados niveles de serotonina al amanecer, lo que les ocasiona aversión y rechazo por el desayuno. A la vez que los acentuados descensos de serotonina presentes a media tarde, incrementan su apetito y los impulsos adictivos hacia las harinas, dulces y chocolates.

Estas bruscas oscilaciones de la serotonina cerebral promueven en los obesos un horario de alimentación invertido. Una tendencia a comer más antes de dormir que antes de trabajar, es la llamada dieta invertida.

LOS OBESOS SE ALIMENTAN A LA INVERSA DE LOS RITMOS HORMONALES

La falta del desayuno y una cena abundante favorecen la obesidad

La mayoría de los obesos no desayunan; mientras que otros hacen un desayuno muy escaso en proteínas como leche, pavo, pollo, etc. Algunos desayunan sólo una toronja o un pan tostado con mermelada y un jugo; por el contrario al anochecer sienten más deseos de comer y es cuando más alimentos ingieren.

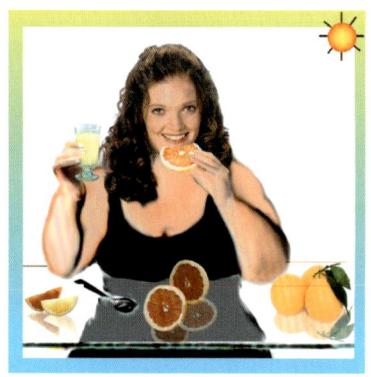

Carolina casi no desayunaba

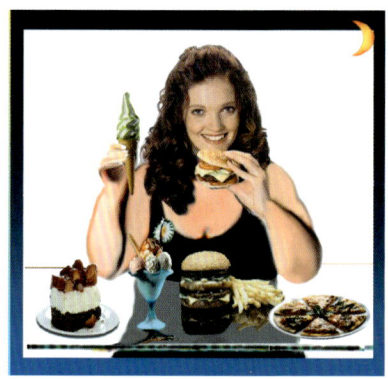

Sólo comía al anochecer

Así era el caso de Carolina, la única gorda entre seis hermanos. A diferencia de ellos —que al despertar siempre comían en forma abundante—, Carolina sólo desayunaba una toronja. Comentaba que en ese momento del día nunca sentía hambre y que los alimentos le ocasionaban náuseas y repulsión.

A media tarde se le abría el apetito, pero aún así, comía muy mesuradamente, pues siempre quería adelgazar. Ella se extrañaba: «¿por qué comiendo tan poco mi peso se incrementa día tras día?» Actualmente tiene un sobrepeso considerable en tanto que sus hermanos se mantienen delgados.

El error de Carolina residía en su horario de alimentación: era inverso a los ritmos circadianos de las hormonas energéticas.

Así tenemos que en las mañanas, cuando los alimentos se transforman en más energía, Carolina casi no comía; mientras que antes de dormir, cuando los alimentos se desvían hacia la grasa de reserva, era cuando comía una mayor cantidad.

SIN DESAYUNO DISMINUYE EL METABOLISMO Y SE FACILITA LA OBESIDAD

La falta del desayuno o un desayuno muy escaso, produce grandes oscilaciones de la glucosa sanguínea que ponen en peligro el funcionamiento del cerebro. Éste registra la situación como el comienzo de un ayuno y por ello activa una serie de sistemas de emergencia destinados a recuperar y mantener los niveles de glucosa sanguínea que le permitirán prolongar el ayuno nocturno y sobrevivir sin el combustible que debió ser aportado por el desayuno.

Se inicia así una masiva destrucción de las proteínas musculares, del colágeno de la piel y de los ligamentos. Éstos se transforman en aminoácidos y abandonan los tejidos para ser convertidos en glucosa dentro del hígado, restaurándose nuevamente los niveles de azúcar.

Se deteriora la masa muscular

La elevación matutina del cortisol —la hormona que transforma proteínas en energía— determina que a lo largo de la mañana las proteínas sean utilizadas para mantener estables los niveles de glucosa sanguínea. Por ello, cuando el desayuno falla o si es muy escaso en proteínas, el cerebro se ve en la nefasta necesidad de recurrir a sus propias proteínas (los músculos, el colágeno de la piel y los ligamentos de los huesos) que son utilizadas como combustible en sustitución del desayuno.

Cuando la falta del desayuno es un modo de vida y ocurre en forma cotidiana, se produce una pérdida progresiva de las proteínas corporales, deterioro de la masa muscular y de los ligamentos de los huesos, ocasionando dolores musculares y óseos; así como una debilidad generalizada. La piel desecha el colágeno, adelgaza y pierde turgencia.

Perdemos músculos pero no grasa

En virtud de que el cortisol es la hormona energética que predomina al amanecer y durante la mañana promoviendo la conversión de proteínas, cada vez que achicamos el desayuno, el cerebro tiene que recurrir a nuestras propias proteínas (los músculos y el colágeno de la piel).

Contrario a lo que se piensa no ocurre pérdida de grasa, pues la hormona que moviliza la de reserva, únicamente se eleva en las noches siendo la responsable del adelgazamiento durante el sueño nocturno. Pero en la mañana esta hormona se encuentra baja y al no desayunar en vez de adelgazar a expensas de las células de grasa, perdemos masa noble y músculos pero no las reservas de grasa. Por ese motivo, los obesos, que son lo que suelen omitir el desayuno, pierden tono y masa muscular. Se tornan débiles, pero no delgados.

Aumentan las células de grasa

Un desayuno muy escaso también promueve que en las células de grasa se incremente una enzima que las hace mucho más ávidas para recolectar grasa. De esta forma, el resto del día los alimentos se desviarán directamente hacia las células de grasa. Cada vez tendremos más grasa y menos músculos.

Disminuye el metabolismo

Con la finalidad de preservar la integridad de la masa muscular y aminorar la destrucción de nuestras propias proteínas -que están siendo utilizadas para suplir la falta de desayuno-, el cerebro pone en marcha un sistema de ahorro, que le permite bajar el gasto calórico o metabolismo como mecanismo para sobrevivir sin comer. De esto resulta que si en una caminata precedida del desayuno gastamos unas 100 calorías, al faltar el desayuno bajará el metabolismo y gastaremos sólo 30 calorías en el mismo recorrido.

Los ejercicios en ayunas destruyen las proteínas musculares

Quienes tienen la mala costumbre de caminar o hacer ejercicios en ayunas activan más sus sistemas de supervivencia y ahorro. Al margen del alto riesgo cardiovascular que producen los ejercicios matutinos por causa del ayuno, también obligan a una mayor destrucción de las proteínas musculares que no sólo deben suplir la falta del desayuno sino también los altos requerimientos que exige el hacer ejercicios sin un aporte previo de combustible. El deterioro muscular se acrecienta más y el resto del día acumulará grasa y engordará con mayor facilidad.

LA CENA ABUNDANTE IMPIDE LA MOVILIZACIÓN DE LA GRASA

Al anochecer se inicia el ascenso de la hormona lipolítica o HGH que es la que utiliza grasa de reserva como combustible y la responsable de la pérdida de peso o del adelgazamiento que ocurre durante el sueño nocturno.

Se calcula que una persona adelgaza entre 500 y 800 gramos durante el sueño nocturno. Así pues, durante el día sube de peso, mientras que adelgaza cuando duerme. Todo depende de la cantidad y tipo de alimentos que ingiere en las horas nocturnas.

Los obesos suelen comer harinas, cereales, galletas de soda, arroz, etc., justamente en la noche, cuando la hGH comienza su ascenso; entonces, ocurre que el combustible que se utilizará durante el sueño nocturno se obtiene de las harinas que consumió en la cena y no de la grasa de reserva. Así que esa noche no adelgazará. Si come harinas en la cena, perderá el adelgazamiento nocturno e inclusive puede amanecer más gordo que la noche anterior.

Las harinas y los dulces engordan más al anochecer

En las noches la insulina es muy poco eficiente, por ello la captación muscular de la glucosa es más difícil en las noches y si se consumen alimentos a base de harinas, la insulina tiene que conducir esta glucosa hacia el tejido adiposo y no a los músculos. Por esta razón el consumo de carbohidratos en la tarde y noche —como suelen hacer los obesos— no sólo impide la movilización de las grasas durante el sueño nocturno, sino que además favorece el depósito de alimentos en el tejido adiposo lo que resulta en un aumento de peso.

En pocas palabras los que practican la dieta invertida, pierden músculos por la falta de desayuno y ganan grasa por comer al anochecer. Pues los carbohidratos nocturnos en lugar de aumentar la energía muscular, favorecen la obesidad.

Capítulo 3

LA RESISTENCIA A LA INSULINA

Como se ha dicho, la insulina es la hormona que conduce la glucosa o azúcar sanguíneo hacia los músculos. Por ello, los que tienen resistencia a la insulina tienen una deficiente captación muscular de la glucosa.

Para compensar esta falla, cada vez que estos individuos consumen carbohidratos o harinas su páncreas se ve obligado a producir una gran cantidad de insulina para que el azúcar entre a las células musculares. Por este motivo, los que tienen resistencia a la insulina presentan niveles normales de glucosa, mientras que sus niveles de insulina se encuentran excesivamente elevados.

En la gran mayoría de los obesos su tendencia a engordar se debe a que tienen resistencia a la acción de la insulina. En estos casos buena parte de la glucosa sanguínea proveniente de los alimentos no se dirige a los músculos sino hacia el tejido adiposo.

En los últimos años se ha observado que los problemas de resistencia a la acción de la insulina, además de producir obesidad, también conducen hacia la diabetes tipo 2 o diabetes del adulto, a la vez que pueden afectar el funcionamiento del ovario ocasionando fallas de la ovulación, exceso de vello, caída del cabello, acné, entre otros síntomas.

LA RESISTENCIA A LA INSULINA AFECTA LA FUNCIÓN DEL OVARIO

Si bien es cierto que un aumento compensatorio de la insulina facilita la entrada de glucosa a los músculos y mantiene normales los niveles de glucosa en los que padecen de resistencia a la insulina; por otra parte, estas excesivas cifras de insulina tienen muchos efectos adversos.

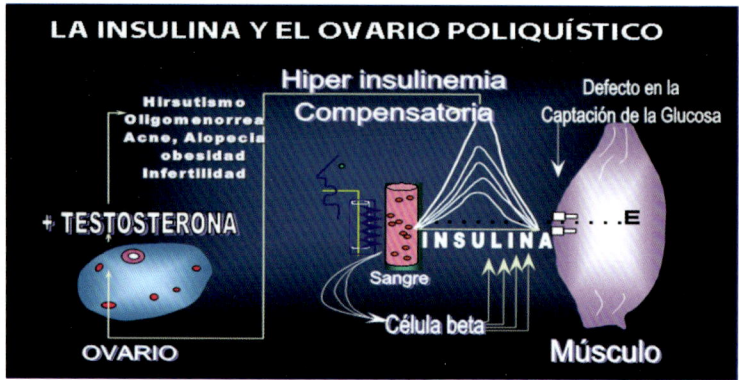

El exceso compensatorio de la insulina afecta el funcionamiento del ovario

Desde temprana edad el exceso de insulina afecta el ovario estimulando allí la producción de testosterona.

Esto ocasiona una pubertad precoz, trastornos de la ovulación, atrasos menstruales, caída del cabello, exceso de grasa en la cara y en la raíz del pelo, se produce acné e hirsutismo o exceso de vello corporal sobre todo en los senos, en la barbilla y debajo del ombligo. Es frecuente la infertilidad pues la insulina afecta tanto la ovulación como la fecundación, así como la implantación.

Hay una mayor incidencia de abortos en el primer trimestre del embarazo y es frecuente la hipertensión, eclampsia y la diabetes gestacional al final del embarazo. Los ovarios toman una apariencia multifolicular o poliquística y a menudo presentan fibromas uterinos. Con frecuencia dan a luz niños muy grandes, de 4 kilos o más lo que se denomina *macrosmia fetal*.

En virtud de que la resistencia a la insulina afecta la entrada de la glucosa al músculo, gran parte de la que proviene de los alimentos se desvía hacia el tejido adiposo y en especial hacia la grasa abdominal.

Por esta razón, las pacientes con ovario poliquístico engordan con mayor facilidad, sobre todo en el abdomen dando origen a la llamada obesidad abdominal.

ALTERA LAS GRASAS EN LA SANGRE Y ELEVA LA PRESIÓN ARTERIAL

La resistencia a la insulina empeora con la edad, el sobrepeso y la herencia. Con el pasar de los años —y si además hay aumento de peso— el páncreas se ve obligado a incrementar aún más la producción de insulina para metabolizar la glucosa. Así pues, alrededor de los cuarenta años este excedente de insulina aumenta los niveles de triglicéridos y de colesterol, disminuye los niveles del HDL-colesterol y eleva la presión arterial.

Si no se corrige la resistencia a la insulina se va agravando y su exceso se acentúa. Frente a esta situación se aceleran todos los pasos de la arteriosclerosis, favorece la trombosis y la enfermedad coronaria. Los elevados niveles de insulina están también directamente asociados a la mayor incidencia de cáncer de seno, del útero y del colon.

AVANZA HACIA LA DIABETES

Finalmente, alrededor de la quinta década de vida, la resistencia a la insulina se hace tan marcada que no logra llevar la glucosa al músculo; aumentan los niveles de glucosa sanguínea y aparece la diabetes tipo 2 o diabetes del adulto.

Obviamente estos pacientes no pueden hacer cualquier dieta ni usar métodos que los adelgacen tan sólo por una temporada, pues este problema empeora con la edad, y por ello tienen que usar procedimientos que les garanticen el mantenerse delgados toda la vida.

Capítulo 4

EL METABOLISMO OSCILA AL RITMO DEL SOL Y LA LUNA

Cuando los alimentos ingresan al organismo, su utilización y conversión en grasa, en músculos o en energía, depende del entorno metabólico y hormonal que predomine en ese momento. Ocurre que el metabolismo energético de nuestro organismo funciona como un sistema de dos fases que se acopla a la luz solar:

• La primera o fase matutina: cuando el cortisol, que transforma los alimentos y en especial las proteínas en energía, se encuentra elevado.
• La segunda o fase del anochecer: se inicia con la oscuridad de la noche, cuando se eleva la hormona HGH.

**EL METABOLISMO
DEL AMANECER**

Las hormonas que predominan en las mañanas, como el cortisol y otras de carácter energético, pueden influir decisivamente en el aumento o la disminución de peso.

En la mañana, las proteínas aportan más energía que en la noche

El cortisol y las otras hormonas energéticas que se encuentran elevadas en las mañana activan los procesos de conversión de proteínas en combustible. Por ello, las proteínas contenidas en alimentos como el queso, pavo, leche, atún, etc., si se consumen temprano generan una gran cantidad de energía, mucho más que cuando las ingerimos de noche.

Atenúan el hambre por muchas horas

Las proteínas se separan en partículas de aminoácidos que pasan a la sangre y luego al hígado, donde progresivamente y por un proceso lento se transforman en glucosa. Esto mantiene los niveles de azúcar sanguíneo estables durante muchas horas; y controlan el hambre prácticamente el resto del día.

Evitan el deterioro de los músculos

Al ingerir proteínas en la mañana se evita que las de nuestros músculos sean utilizadas como sustitución del desayuno. Las proteínas en este lapso alimentario favorecen la regeneración y formación de nuevos músculos.

Aceleran más el metabolismo y la termogénesis

El organismo debe invertir un gran gasto energético para procesar las proteínas que ingerimos al despertar, razón por la cual el metabolismo se acelera más y nos facilita un adelgazamiento más rápido.

Incrementan el alerta

Las proteínas actúan directamente en el cerebro e incrementan el alerta y la capacidad de aprendizaje, lo que en las horas de la mañana resulta muy útil.

Efecto metabólico de las harinas y dulces en el desayuno

La insulina es muy eficiente al despertar y el azúcar proveniente de las harinas es conducido rápidamente a los músculos. Por ese motivo, los carbohidratos o azúcares (pan, dulces, azúcar, miel, granos, plátanos, arepas, chocolates, panquecas, cereales, etc.) ingeridos en las mañanas no nos engordan, sino más bien aumentan la energía muscular.

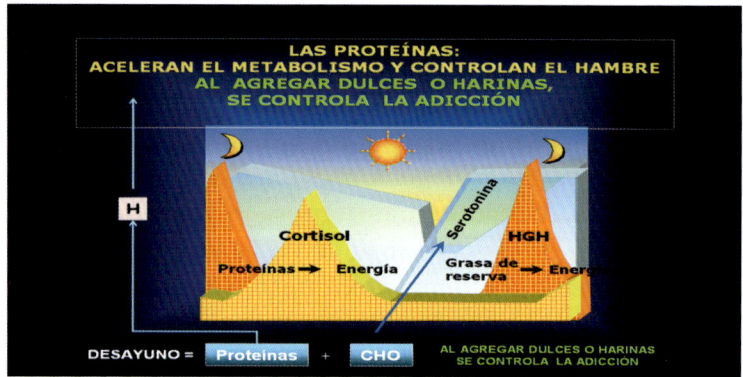

El control de la adicción

Las golosinas en el desayuno tienen efectos antiadictivos

Se ha comprobado que las harinas y dulcitos ingeridos al amanecer, mantienen la serotonina elevada a lo largo del día y evitan su descenso vespertino.

Esto resulta crucial para el control de la adicción hacia los carbohidratos, pues al consumir dulces en la mañana se atenúa la atracción por los dulces, uno de los problemas de los obesos en horas de la tarde.

EL METABOLISMO NOCTURNO

Al anochecer (fase nocturna), las hormonas matutinas ya han descendido y se inicia el ascenso de la hormona hGH u hormona de crecimiento. Esta es la hormona lipolítica más importante, la que moviliza nuestros depósitos de grasa. La insulina por otra parte funciona mal desde el atardecer y en vez de convertir los alimentos en energía los convierte en grasa. Veamos qué sucede al atardecer y durante la noche.

Durante el sueño nocturno se movilizan las grasas

En la noche asciende la HGH, que es la hormona lipolítica más importante, la que moviliza nuestros depósitos de grasa utilizándolos como combustible durante el sueño nocturno. Esta hormona se eleva alrededor de la medianoche y es la responsable de la pérdida de peso que ocurre mientras dormimos.

El colesterol también se produce más en la noche

La ingestión nocturna de grasas también se opone al adelgazamiento, pues impide que las reservas de grasa sean utilizadas. Además, alrededor de la medianoche, la enzima limitante de la síntesis del colesterol se eleva en el hígado, facilitando una mayor formación de colesterol en aquellas personas que destinan la ingesta en exceso de calorías a la cena.

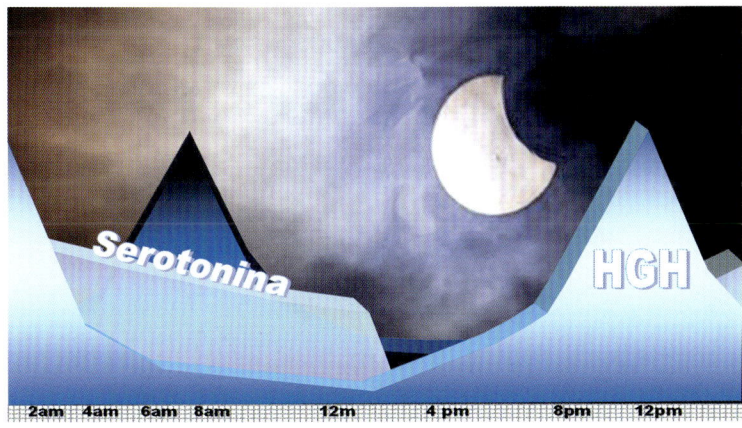

Al anochecer se inicia el ascenso de la hGH, la hormona que utiliza la grasa de reserva

LA NUTRICIÓN DEBE ESTAR ACOPLADA A LOS RITMOS HORMONALES

Es conveniente aumentar la ingesta de proteínas al despertar

En las mañanas predominan las hormonas que transforman las proteínas en energía, por ello su consumo matutino permite acelerar el metabolismo y así facilitar el adelgazamiento.

Disminuir el consumo de harinas en la noche

Disminuir el consumo de alimentos al anochecer o antes de dormir resulta muy conveniente, pues de esta manera obligamos al organismo a recurrir a sus reservas de grasa y adelgazamos más rápido. Mientras menos alimentos ingiera en las horas nocturnas, más forzará al organismo para que haga la lipólisis o utilización de la grasa de reserva y tanto más adelgazará durante la noche subsiguiente

Cuando la dieta está acoplada a las oscilaciones hormonales, se logra un mayor beneficio de los alimentos, pues obtenemos más energía de éstos y evitamos que las proteínas de la piel, de los ligamentos y de los músculos, sean utilizadas como combustible. Se favorece además la movilización de los depósitos de grasa usándolos como combustible de reserva. Como consecuencia tendremos cada vez más energía, más masa muscular y adelgazaremos exclusivamente a expensas de la grasa de reserva.

La distribución de los alimentos también debe estar diseñada para controlar el hambre y la adicción que sienten los obesos al atardecer. El tener energía a lo largo del día y el no sentir hambre al atardecer, nos permitirá disminuir la ingesta de carbohidratos en las últimas horas del día y promover así la utilización de las grasas durante el sueño.

LOS OBESOS ENGORDAN CON MAYOR FACILIDAD QUE LAS PERSONAS DELGADAS

En diversos estudios se ha comprobado que los obesos

engordan con más facilidad, aún comiendo igual cantidad o menos que las personas delgadas.

Tal es el caso de Enriqueta y Luisa, dos estudiantes universitarias, quienes todos los fines de semana se encuentran en la cafetería con sus amigos. Enriqueta es muy delgada, a pesar de ser la que más come del grupo. Siempre ordena un gran dulce, un par de refrescos y un helado con lluvia de chocolate y crema; sin embargo se mantiene delgada.

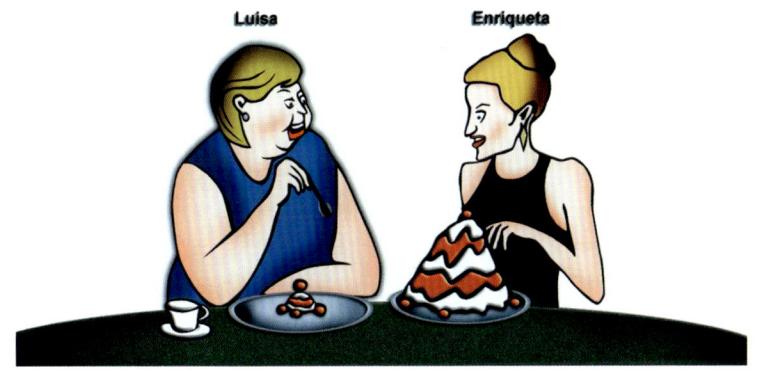

Luisa y Enriqueta

Por el contrario Luisa, que hace dieta permanentemente, está muy gorda y se siente débil y hambrienta. Ella hace grandes sacrificios tratando de comer lo menos posible para evitar el aumento de peso. Ni siquiera llega a comerse la mitad de una pizza, nunca toma refrescos y los helados... ¿esos? Hace años que no los prueba. A pesar de todos esos esfuerzos, su obesidad prospera cada día más.

LAS FALLAS METABÓLICAS

La glucosa se desvía hacia el tejido adiposo

La diferencia entre Enriqueta y Luisa es una falla del metabolismo de los azúcares. En el caso de Enriqueta, el azúcar proveniente de los carbohidratos es conducido a los músculos; mientras que Luisa desvía estos azúcares hacia el tejido adiposo y cuando come no aumenta su energía sino sus células de grasa.

Las harinas se desdoblan en azúcares simples que entran a la sangre elevando los niveles de glucosa sanguínea. De inmediato, el páncreas produce insulina y esta hormona conduce la glucosa del torrente sanguíneo a los músculos.

La mayor tendencia a engordar —en innumerables experiencias— se debe a un bloqueo químico en los músculos que interfiere en la captación muscular de la glucosa. La función de la insulina, cuyo rol es llevar la glucosa a los músculos, se ve afectada y gran parte de la glucosa sanguínea proveniente de los alimentos es conducida hacia el tejido adiposo.

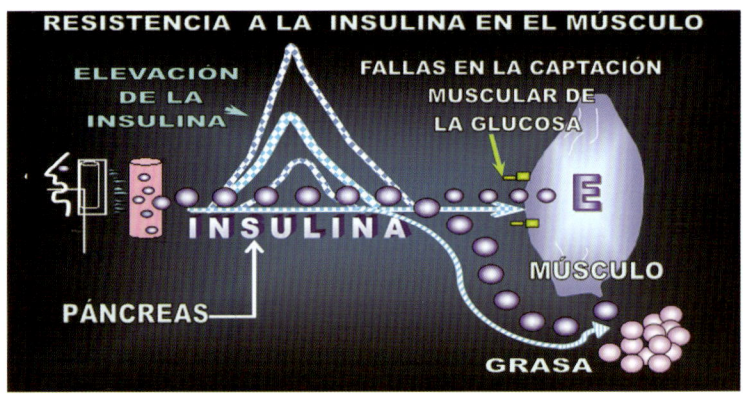

Resistencia a la insulina en el músculo ◉ Molécula de glucosa

Así cuando los obesos comen, la mayor proporción de los alimentos es conducida hacia los depósitos de grasa y sólo una pequeña parte entra en las células musculares. Por lo tanto, no hay aumento de la energía muscular sino de los depósitos de grasa.

Estas fallas metabólicas podrían explicar por qué Luisa aún comiendo lo mismo o menos que Enriqueta se siente más débil, tiene más hambre y engorda con mayor facilidad.

La situación se agrava con la edad y con el sobrepeso

No está claro si los obesos padecen este defecto de la

captación muscular de glucosa como una caracteriza desde el nacimiento o si lo adquieren después. Lo que sí es cierto es que el trastorno está presente en casi la totalidad de los gordos. Además, esta falla metabólica empeora con el paso de los años y con el incremento de la obesidad. Por ello, estas personas engordan cada vez más rápido y cuanto mayor es el sobrepeso adquieren nuevos kilos con más facilidad.

Al atardecer engordan más

La deficiente función de la insulina y la mala captación muscular de la glucosa son compensadas por una mayor producción de insulina desde el páncreas de los obesos. Es notorio que los niveles de glucosa o azúcar sanguínea son normales pero los de insulina son excesivamente elevados.

La falla de captación muscular de la glucosa se agrava al atardecer y la elevación compensatoria de la insulina se hace más notoria en las tardes. Por esta razón el consumo de harinas en las horas nocturnas engorda mucho más que en las horas matutinas.

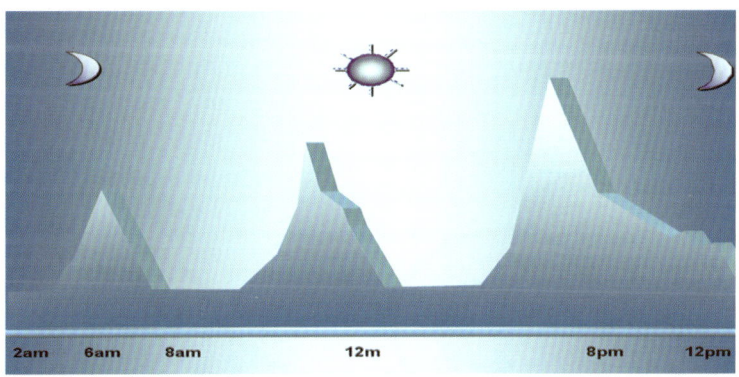

Picos de insulina en respuesta a los alimentos ingeridos a lo largo del día

Esta era la situación de Graciela, quien no entendía la razón de su sobrepeso. Ella omitía el desayuno y el resto del día prácticamente no comía, tan sólo en la cena ingería dos rebanadas de pan o unas galletas de soda con dos lonjas de queso y un café con una cucharadita de azúcar. Lo que ocurría era que Graciela ingería carbohidratos o harinas a la hora que más la engordaban.

También se sabe que el no comer durante todo el día pone en marcha los sistemas de adaptación al ayuno que ahorran energía y facilitan que el resto del día engordemos con más facilidad. En pocas palabras, Graciela comía poco pero a la hora equivocada.

LOS SÍNTOMAS NOS GUÍAN HACIA EL ORIGEN DE LA OBESIDAD

Sólo en algunos casos, el origen del sobrepeso obedece a una deficiencia tiroidea. Los pacientes que sufren ese mal suelen tener una piel muy reseca, una gran sensibilidad al frío, estreñimiento, caída del cabello —que también se ve muy reseco y fino como «paja»—; su pubertad es tardía, las menstruaciones son abundantes y prolongadas, y ocasionalmente sufren pequeños retrasos; también son comunes las fallas severas de la memoria, así como los altos niveles del colesterol sin afectación de los triglicéridos.

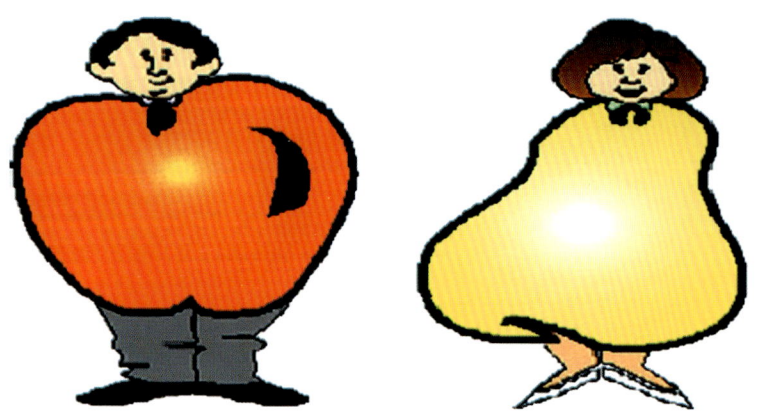

Gordos manzana y gordos pera

La diferencia sintomática con los obesos que engordan por fallas en el metabolismo de los azúcares —quienes, como se explicó anteriormente, tienen excesivas elevaciones de insulina en respuesta al consumo de carbohidratos— está en que esta irregularidad estimula la secreción de testosterona en el ovario ocasionando un desarrollo precoz, caída del cabello y grasa en su raíz, excesivo vello o hirsutismo y acné; también son frecuentes las fallas de la ovulación, irregularidades menstruales, ovarios de aspecto poliquístico, fibromas uterinos e incluso problemas de fertilidad. Acumulan grasa sobre todo en el abdomen, lo que se denomina obesidad tipo manzana.

La obesidad abdominal o tipo manzana, se debe a fallas metabólicas producidas por la insulina. Este tipo de obesidad se asocia a los triglicéridos elevados, la hipertensión, al bajo HDL colesterol y las complicaciones cardiovasculares de infarto, trombosis y una arterosclerosis prematura.

Con el avance de la edad, la elevación compensatoria de la insulina crece más la hipertensión arterial, acelera la arterosclerosis y finalmente aparece la diabetes.

Capítulo 5

LA ADICCIÓN QUE ENGORDA: AL ATARDECER SIENTEN IRRESISTIBLES DESEOS DE COMER HARINAS Y GOLOSINAS Y AÚN SIN HAMBRE LAS INGIEREN

EL RITMO CIRCADIANO DE LA SEROTONINA Y LOS IMPULSOS ADICTIVOS

Los obesos no comen voluntariamente, sino obligados por fuerzas adictivas que se apoderan de ellos y les imponen el consumo de carbohidratos a las horas que más engordan. Este comportamiento, tan típico de los obesos, se debe a las oscilaciones que presenta la serotonina cerebral a lo largo del día. Esta sustancia química posee efectos antidepresivos, y su secreción –como se dijo en el Capítulo 1– fluctúa repetidamente cada 24 horas, recibiendo la denominación de ritmos circadianos, es decir, ritmos que se repiten cada día.

La secreción de la serotonina está controlada por dos regiones cerebrales: el hipotálamo y la glándula pineal, también llamada «el tercer ojo» que funcionan al compás del día y de la noche; en concordancia con los rayos de luz y la oscuridad.

La serotonina se mantiene elevada durante gran parte de la noche. Al amanecer, inicia un descenso paulatino y alrededor de las cuatro de la tarde, los niveles de serotonina sufren una brusca caída.

Como esta sustancia tiene efectos antidepresivos que confieren alegría, felicidad y tranquilidad su descenso al atardecer ocasiona tristeza, sensación de soledad, desamparo, ansiedad y nerviosismo.

«Cerebro de gordo»

Los ritmos circadianos u oscilaciones diarias de la serotonina son mas bruscas en los gordos que en las personas delgadas, lo que modula los impulsos adictivos hacia los alimentos y en especial hacia los carbohidratos.

Al amanecer tienen unos niveles de serotonina muy elevados, lo cual les origina el gran rechazo y la aversión que sienten hacia el desayuno.

Al atardecer presentan un marcado descenso de la serotonina que les ocasiona un irresistible deseo o pulsión hacia los carbohidratos.

Este rechazo por el desayuno y la adicción por los alimentos al atardecer es lo que se llama «cerebro de gordo».

Los dulces como antidepresivos

La tristeza que produce el marcado descenso de la serotonina en las tardes se revierte de inmediato cuando ingerimos un chocolate u otra golosina.

El pan, los dulces y en general todos los carbohidratos elevan la serotonina en forma instantánea; tornan la tristeza en alegría y felicidad. Se cree que los obesos utilizan estas propiedades antidepresivas y sedantes de los dulces y las harinas para aliviar sus angustias y ansiedades.

Las personas delgadas son diferentes, sólo comen cuando sienten hambre y no por adicción a las harinas. No consuelan sus angustias comiendo, de hecho en los momentos de estrés es cuando menos comen. Los delgados casi nunca sienten deseos irresistibles de comer harinas; fenómeno que sí se observa en los obesos.

La serotonina es más antidepresiva en los obesos

La insulina que se eleva cuando comemos dulces o harinas, además de metabolizar el azúcar, facilita la entrada de triptófano al cerebro. El triptófano es un aminoácido que una vez dentro del cerebro se convierte en serotonina.

La exagerada elevación de la insulina, que se produce en los obesos cuando consumen carbohidratos, provoca también un mayor ascenso de la serotonina cerebral y un mayor efecto antidepresivo. Esto perpetúa la adicción que los obesos sienten por las harinas y dulces.

Entre los carbohidratos, los chocolates son los que ejercen un mejor efecto antidepresivo porque impulsan la cresta de la insulina, y tienen un alto contenido de triptófano.

La secuencia del evento adictivo

La secuencia de la adicción se observa claramente en la historia de Rosa, quien desde la infancia ha padecido graves problemas de obesidad. Ella casi nunca desayunaba, pues no sentía hambre al despertar; incluso cuando veía a otros desayunando experimentaba rechazo y nauseas.

Tanta era su aversión por el desayuno que asistía al trabajo en ayunas. Al mediodía tampoco tenía muchos deseos de comer y almorzaba cualquier cosa; pero al atardecer, cerca de las cuatro, todo cambiaba: percibía un gran desasosiego, una mezcla de tristeza con ansiedad, y un gran deseo de comer dulces, pancitos, galletas y chocolates.

Este impulso de carácter adictivo, que todas las tardes dominaba a Rosa, era más fuerte que su deseo de adelgazar. Todas las harinas y golosinas le parecían deliciosas, sentía placer y sosiego con sólo probarlas, decía que al ingerir un dulcito «le volvía el alma y la alegría». Momentos después de comer las golosinas, la calma y la felicidad se veían interrumpidas por sentimientos de culpa.

Rosa no podía entender por qué había ingerido alimentos que la engordaban. Se preguntaba: «¿si tanto quiero adelgazar, entonces?... ¿Por qué todas las tardes caigo en la tentación? ¿Por qué he incurrido en ese error?».

Al amanecer del día siguiente aborrecía la comida de nuevo. Ayunaba y se prometía a sí misma: «si esta tarde veo un pancito o un chocolate, estoy segura de que no lo voy a tocar».

Pero en las tardes todas las promesas se desvanecían, pues apenas veía un chocolate se lo llevaba a la boca; y aunque por unos instantes sentía placer, enseguida la invadía la culpa y lo que es peor cada día estaba más gorda.

Está claro que Rosa se encontraba dentro de una secuencia adictiva que la obligaba a ingerir carbohidratos al atardecer y que esta adicción era la responsable de su obesidad.

Interrumpía sus dietas de forma brusca pocas semanas después de iniciarlas, comiendo desaforadamente dulces y galletitas. Cuando se veía obesa nuevamente, iniciaba otra dieta, pero también la abandonaba comiendo harinas en forma intempestiva. Rosa siempre tuvo la sospecha de que las dietas exacerbaban su adicción por los dulces.

1. Aversión por el desayuno

En los obesos los elevados niveles matutinos de serotonina promueven un rechazo hacia el desayuno.

Al despertar sienten nauseas, asco y repulsión por los alimentos. Esta repulsión matutina explica por qué muchos obesos deciden a esa hora que no comerán durante todo el día.

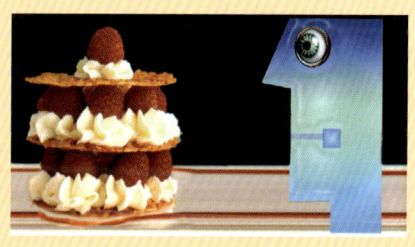

No se imaginan que a las cuatro de la tarde las cosas pueden cambiar.

2. Tristeza y adicción al atardecer

En los obesos la serotonina sufre un marcado descenso al atardecer.

Aparece una sensación de tristeza, desasosiego, depresión y ansiedad, junto con un intenso e irrefrenable deseo de comer harinas y dulces.

En este momento, el sólo ver un dulce o un chocolate les produce una

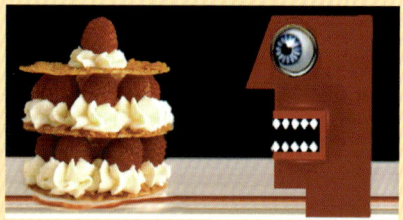

atracción tan intensa que los obliga a comer, aun en contra de su deseo de adelgazar.

3. Placer

Una vez que ingieren el dulcito, la serotonina cerebral asciende de inmediato, entonces sienten placer, la angustia desaparece, la tristeza se torna en alegría, tranquilidad y sosiego. No en vano algunos llaman a la serotonina «la llave del paraíso».

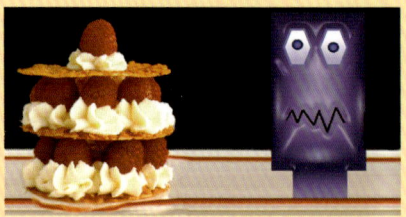

4. Culpa

Pero no todo es placer... pues una vez que la serotonina ha alcanzado altos niveles en el cerebro, las fuerzas adictivas desaparecen y entonces comienzan las preguntas sin respuesta: «¿por qué me llevé a la boca el dulce?» pero lamentablemente, para entonces ya es demasiado tarde.

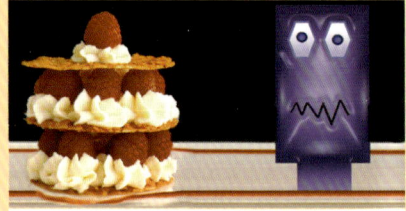

5. Al día siguiente

Al despertar, la serotonina está elevada otra vez y entonces afirman: «Esta noche, si veo un pan, un dulce o un chocolate, seguro que no lo voy a comer».

Pero una cosa es lo que dicen en la mañana, cuando la serotonina se encuentra elevada, y otra cosa muy diferente ocurre al atardecer, cuando los niveles de serotonina descienden.

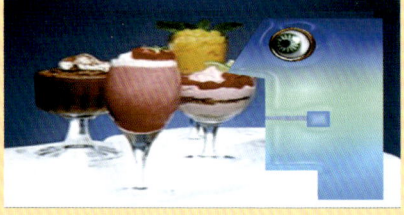

La adicción se exacerba con la dieta

La adicción se agrava cuando los obesos inician una dieta de pocas calorías, que usualmente también es baja en carbohidratos.

Tal y como ocurría con Rosa —que cuando iniciaba una dieta, las fuerzas que la obligaban a comer dulces y golosinas al atardecer se hacían cada vez más fuertes e irresistibles—; una dieta escasa en harinas y dulces acentúa el descenso de la serotonina, dilatando la adicción y el deseo de comer harinas y dulces. Cuando hacía una dieta escasa en carbohidratos, el deseo de comer harinas, chocolates o dulces se intensificaba y era difícil de controlar; tanto que aún sin ver las harinas ni los dulces, salía en su búsqueda y rompía abruptamente la dieta comiendo en forma compulsiva todo lo que le prohibían.

Los resultados de las dietas restringidas en carbohidratos son desalentadores pues al final, como ocurrió con Rosa, todos dejan la dieta, recuperan su peso y terminan más adictos y con un sobrepeso mayor que antes de la dieta.

EL CONTROL DE LA QUÍMICA ADICTIVA, PRINCIPAL OBJETIVO DE LA DIETA DE LOS RITMOS CIRCADIANOS

> LA ADICCIÓN POR LAS HARINAS ES LA PRINCIPAL CAUSA DE LA OBESIDAD. POR ELLO LA DIETA DEBE ENFOCARSE HACIA EL CONTROL DE ESA ADICCIÓN

La dieta debe controlar la atracción por los dulces y harinas

Se piensa que las oscilaciones anormales de la serotonina cerebral son la esencia de la adicción y la causa fundamental que conduce a un individuo hacia la obesidad.

En este contexto, resulta completamente ilusorio pensar que un obeso pueda cumplir a largo plazo una dieta de pocas calorías que no controle las fuerzas adictivas y menos aún que con ella pueda solucionar, en un lapso prolongado, un problema tan complejo.

El obeso, sin lugar a dudas, es un adicto. Explicarle que debe comer menos, no resulta; de hecho el obeso no come porque quiere, sino porque las fuerzas adictivas lo dominan. Si esta adicción no se controla, el paciente no cumplirá la dieta pues las fuerzas adictivas tarde o temprano lo empujarán a comer dulces y harinas.

Las dietas restrictivas, no contemplan el consumo de dulcitos ni chocolates ni otros alimentos necesarios para mantener la serotonina elevada y controlar la adicción. Por estas razones, la dieta para el obeso tiene que estar dirigida hacia el control de la adicción y de las fuerzas que lo empujan a comer.

Similar al tratamiento de un alcohólico

Al igual que en el alcohólico, el objetivo del tratamiento no es explicarle que el licor es malo pues él ya lo sabe; sin embargo, cuando ve una cerveza, no resiste y se la toma. El tratamiento en este caso debe lograr que el licor no le provoque. Igualmente, la dieta tiene que lograr que al atardecer cuando el obeso observe una harina, un pan o un chocolate no sienta ninguna atracción ni deseo de comerlas. Que mire estos alimentos con indiferencia, como si fueran de plástico. Sólo así podemos esperar buenos resultados a largo plazo.

El control de la adicción

Se ha comprobado que la tristeza, la angustia y el desenfrenado deseo de comer harinas o dulces que ocurre al atardecer, se controla cuando ingerimos carbohidratos o dulces en la mañana. Este efecto se produce debido a que el consumo matutino de carbohidratos, y especialmente de chocolates, mantiene elevados los niveles de serotonina durante todo el día. Si se evita su descenso vespertino se aminorarán los impulsos hacia las harinas.

Por otra parte los efectos antidepresivos, de alegría y sedación que ocurren cuando comemos dulcitos o pan en las tardes, no suceden en la mañana. Simplemente sentimos que hemos ingerido una harina o un dulce; sin toda esa connotación y sin el vínculo antidepresivo que tienen las harinas cuando son ingeridas al atardecer. Además, los dulces en las mañanas se perciben como menos sabrosos que en las tardes.

Todo esto cambia nuestro diagrama mental sobre los dulcitos, pues al atardecer ya no los miramos con tanto anhelo, ya no los recordamos como algo muy sabroso, ni los vinculamos con ningún efecto sedante ni antidepresivo. Vemos los dulces con indiferencia y nos hacemos cada vez «menos dulceros».

Recuerde que nadie come chocolates ni dulcitos por que decidió engordar, sino porque una fuerza adictiva lo induce a este comportamiento; por ello, el control de esa adicción debe ser el principal objetivo de la dieta.

El control de la adicción garantiza que será delgado en forma permanente

La adicción es la principal razón por la cual una persona ingiere en la noche alimentos que lo engordan. Si la adicción continúa, tarde o temprano no aguantará, se comerá las galletas y engordará otra vez. El sólo hecho de sentir deseos de comer una galleta al atardecer es un alerta indicativo de que la dieta no cumple con su principal objetivo: el control de la adicción.

No importa que tan rápido haya perdido los kilos, ni cuanto adelgazó, el que continúe con el deseo de comer harinas al anochecer sugiere que la adicción a los carbohidratos no ha sido erradicada y anuncia que nuevamente será gordo.

Nunca menosprecie la adicción hacia los carbohidratos

Esta adicción ha llevado a muchas personas a ser extremadamente obesas, poniendo en grave riesgo su salud y su vida. Tenga la certeza de que ninguno de ellos engordó a propósito, que no se comían un pan en la noche diciendo «que bueno, voy a comerlo por que quiero ser gordo». Los que ingieren harinas de noche lo hacen empujados por fuerzas adictivas, aún sabiendo que con esto están arriesgando su vida. Únicamente aquella dieta que controle la adicción hacia las harinas nos asegura que nunca más retornará a la obesidad.

Capítulo 6

LA CONTRAINDICACIÓN DE LAS DIETAS RESTRICTIVAS

Tradicionalmente se señalaba que la obesidad se debía a una mayor ingesta calórica de la requerida para el metabolismo energético o una disminución en la actividad física; no obstante, esto no es tan simple.

La ingesta calórica no siempre guarda una correlación con el incremento o la disminución del peso corporal, por lo que se piensa que en la obesidad existe un desequilibrio en el balance de energía.

Los obesos y los que engordan con gran facilidad tienden a pensar que disminuyendo el número de calorías o comiendo menos cantidad de alimentos van a perder peso y lograrán ser delgados en forma permanente. Por lo general, omiten el desayuno y también restringen los alimentos durante el resto del día.

Siempre se preguntan: «¿qué debo comer? ¿A qué hora? ¿en qué cantidad? ¿Cuáles alimentos debo omitir? ¿Cuáles son recomendables en la noche? ¿Qué se puede comer en momentos de angustia? y ¿qué en momentos de hambre?». Frecuentemente utilizan medicamentos para soportar el hambre que la dieta les impone y fármacos que aceleren la pérdida de peso para finalizar la dieta lo antes posible.

Piensan que de esta manera permanecerán delgados para siempre; sin embargo, los resultados de estas maniobras restrictivas, casi sin excepción, no son nada alentadores. Habitualmente terminan más gordos de lo que eran antes de la dieta.

LAS DIETAS DE POCAS CALORÍAS DISMINUYEN EL METABOLISMO Y PROMUEVEN EL RETORNO AL SOBREPESO

Cada vez que iniciamos una dieta restrictiva o de pocas calorías, se activan los mecanismos de adaptación al ayuno que disminuyen el metabolismo o el gasto calórico diario. Esto significa que nuestro organismo se transforma en una máquina ahorradora de calorías que sobrevive con menos de lo que necesita.

De esto resulta que un pequeño aumento en la ingesta es considerado como un excedente y se desviará hacia la grasa de reserva, facilitando que engordemos con mucha mayor rapidez que antes de iniciada la dieta. Mientras más hambre se sienta durante la dieta, más ahorrará nuestro cuerpo y engordaremos fácilmente con menor cantidad de alimentos.

Una alegría muy corta

El resultado final de esas dietas es que los pacientes no terminan más delgados sino más obesos que antes.

Así ocurrió con Cristina cuando aún adolescente se percató de que tenía unos cinco kilos de más. Para perder este pequeño sobrepeso inició su primera dieta. Era un régimen de bajas calorías que mantuvo hasta que logró perder los cinco kilos que le sobraban. Al reiniciar su alimentación normal, Cristina notó con sorpresa que engordaba aceleradamente con mucha facilidad y en cuestión de unas dos semanas ya había adquirido unos 7 kilos. Estaba más gorda que antes de la dieta.

Desesperada inició otra dieta diferente, pero ocurrió lo mismo, al suspenderla engordó lo que había perdido, más unos dos kilos adicionales. Cada vez que hacía una dieta, terminaba más gorda que antes.

Todas las dietas que Cristina practicaba eran de pocas calorías, consistían en comer menos cantidad de alimentos. En algunas de estas dietas tenía restringidos los carbohidratos, en otros comía de todo pero en muy pocas cantidades. También llegó a hacer ayunos y en muchas oportunidades tomó medicamentos para soportar el hambre. Con cada una de esas dietas, Cristina perdía unos kilos pero luego los recuperaba más unos kilos adicionales. Al final de todas las maniobras dietéticas terminó con 110 kg, unos 40 kg más que antes del inicio de la primera dieta.

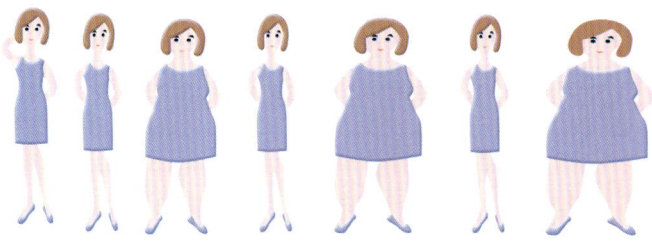

Después de múltiples dietas de hambre, Cristina está más gorda que nunca

Nunca estuvo tan gorda como ahora y aún continúa insistiendo en las dietas de bajas calorías, piensa que algún día no volverá a engordar y que será delgada para siempre.

Cristina no se ha dado cuenta de que las sucesivas restricciones dietéticas a las que se ha sometido son las responsables del gran sobrepeso que actualmente posee. Todos tenemos al menos una amiga o un conocido que al igual que Cristina se han sometido a cuantas dietas aparecen y ahora están más gordos que antes.

El fenómeno yo-yo

Sucede que al disminuir la ingesta calórica, el organismo se defiende y activa mecanismos de ahorro o de adaptación que nos permiten vivir casi sin comer. Esto favorece el acelerado retorno al sobrepeso: el llamado fenómeno yo-yo

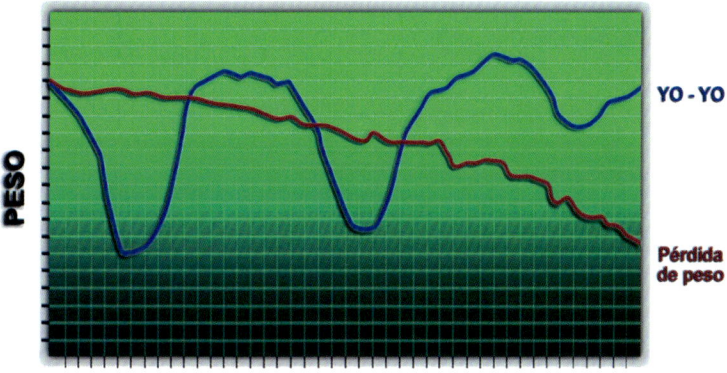

Mientras menos calorías tenga su método adelgazante con mayor facilidad volverá a engordar

Si la dieta tiene
1.000 cal/diarias ⇒ Engordaremos comiendo 1.200 cal/diarias
Si reducimos más la dieta y sólo ingerimos
800 cal/diarias ⇒ Engordaremos comiendo 900 cal/diarias
Con una dieta aún más restringida de
500 cal/diarias ⇒ Engordaremos al ingerir sólo 600 cal/diarias

Justamente esto le ocurría a Cristina, quien hacía muchos esfuerzos para adelgazar pero las dietas que asumía eran muy estrictas y su organismo se defendía para sobrevivir con muy poca alimentación. Las dietas promovían la disminución de su gasto calórico o metabolismo y como consecuencia de esto, cuando volvía a comer igual que antes, engordaba con una facilidad sorprendente.

La excesiva restricción calórica allana el camino para retornar de nuevo a la obesidad. Peor aún, las dietas de hambre, promueven la pérdida de músculos, pero los kilos recuperados no serán de músculos, sino de grasa de reserva. Se supone que el método adelgazante que usted adopta lo conducirá hacia la delgadez y no a más obesidad.

EL METABOLISMO O GASTO ENERGÉTICO DIARIO

El metabolismo basal (MB) o gasto energético basal en kcal/24 horas

El metabolismo basal representa el 70 a 75 por ciento del gasto energético diario y es la energía que consume el organismo en condiciones basales. Refleja la energía necesaria para mantener la vida celular y la de los tejidos, para mantener la circulación sanguínea, la respiración, el procesamiento gastrointestinal y renal. Se evalúa en reposo físico y mental absoluto, después de un ayuno nocturno de 12 a 14 horas (estado postabsortivo), sin haber consumido ningún alimento y descansando confortablemente en un ambiente termo-neutral.

El sexo, edad, clima, tabaquismo y el peso corporal también influyen. Así tenemos que las mujeres tienen un MB más bajo (5 a 7 por ciento inferior al del hombre).

El metabolismo aumenta en la época de crecimiento mientras que el envejecimiento lo disminuye. Se aminora en un ambiente caluroso, pero el frío del invierno lo acelera pues el organismo necesita producir más calor para mantener la temperatura corporal.

También aumenta en el embarazo en unas 300 kcal/día y en la lactancia cuando el MB aumenta en unas 500 kcal/día. Las enfermedades como el hipotiroidismo reducen el metabolismo, en contraste con el hipertiroidismo que lo incrementa en forma significativa, al igual que los estados febriles en los que el metabolismo aumenta en un 13 por ciento por cada grado de temperatura. Las drogas estimulantes que elevan la adrenalina así como la nicotina, la cafeína y las anfetaminas pueden incrementar el MB.

Para obtener las ecuaciones y fórmulas exactas que se utilizan para medir su metabolismo basal así como el gasto calórico total, consulte la Tabla 3 o Tabla de cálculo del metabolismo o gasto calórico.

Entre las mediciones metabólicas existe también el llamado metabolismo en reposo después de comer. Éste es un 10 a 20 por ciento mayor que el MB debido al incremento en el gasto energético que requiere la termogénesis inducida por la reciente ingesta de alimentos.

Recuerde que el metabolismo basal (MB) depende sobre todo de la masa muscular (masa magra) del individuo. Esto se debe a que aún en reposo, el tejido muscular es el que gasta más calorías.

Termogénesis inducida por la dieta o la aceleración metabólica que producen los alimentos

El metabolismo se acelera cuando ingerimos alimentos, pero al cabo de algunas horas regresa a las cifras basales. Este mecanismo involucra un 15 por ciento del gasto energético diario y las alteraciones de este proceso son sumamente controversiales en los obesos.

A este efecto termogénico de los alimentos se le denomina «acción dinámica específica de los alimentos». Se trata del gasto energético que se necesita para el manejo y almacenamiento de los nutrientes.

La intensidad y duración de este efecto inducido por las comidas está determinado por la cantidad y composición de los alimentos ingeridos.

Las proteínas como la carne, el pollo, el pescado y la leche son las que más aceleran el metabolismo y esto ocurre porque cuando ingresan al organismo sufren transformaciones muy complicadas que requieren una gran inversión de energía. Las proteínas que ingerimos soportan múltiples reacciones enzimáticas que las convierten en unidades más simples o aminoácidos, que a su vez requieren de un transporte activo de alto consumo energético para atravesar la pared intestinal y entrar en la circulación. Finalmente los aminoácidos se dirigen al hígado, y allí por un complejo proceso llamado neoglucogénesis se transforman en glucosa nueva, la cual sólo entonces pasa a la sangre contribuyendo así a mantener estables los niveles sanguíneos de glucosa.

Este incremento metabólico que producen las proteínas, no ocurre cuando ingerimos harinas o dulces como pan, galletas, papas, arroz, etc., pues estos alimentos se dispersan en azúcares simples que por difusión pasiva pasan a la sangre y elevan casi de inmediato la glucosa sanguínea —prácticamente sin ninguna inversión de energía por parte del organismo. Es decir, que una rebanada de pavo acelera el metabolismo mucho más que una rebanada de pan.

INCREMENTO DEL METABOLISMO O DEL GASTO ENERGÉTICO DIARIO QUE PRODUCE LA INGESTA DE ALIMENTOS

Al ingerir carbohidratos ⇒ el metabolismo aumenta en un 5 a 10 por ciento
Al ingerir grasas ⇒ el metabolismo aumenta en un 0 a 5 por ciento
Al ingerir proteínas ⇒ el metabolismo aumenta en un 20 a 30 por ciento

La gran aceleración metabólica que producen las proteínas refleja el alto costo energético necesario para procesar los aminoácidos, fruto de la digestión de las proteínas ingeridas para realizar la síntesis proteica o por la síntesis de urea y glucosa. Las proteínas consumidas en la mañana son procesadas con más intensidad y pueden acrecentar en un 30 a 40 por ciento el metabolismo energético

Termogénesis por el ejercicio

La actividad física produce un gasto calórico adicional que no sobrepasa el 12 por ciento del gasto calórico diario, el 88 por ciento restante involucra Al metabolismo basal. De éste, un

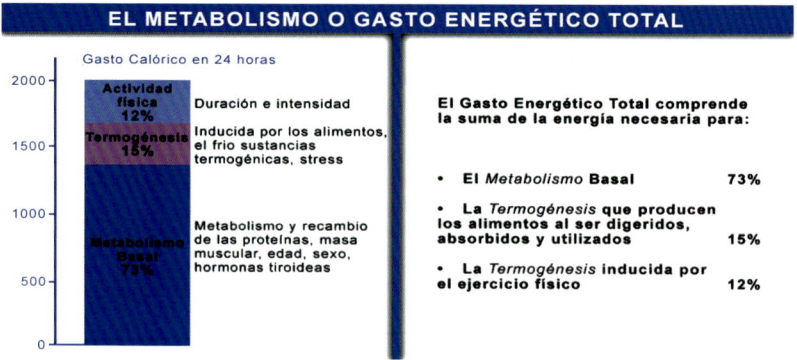

73 por ciento involucra al MB y un 15 por ciento viene dado por la termogénesis inducida por los alimentos.

Aunque la obesidad sigue un paralelismo con los hábitos de vida sedentarios, en la mayor parte de los estudios no se ha demostrado que en la obesidad exista una alteración en la termogénesis por ejercicio. El gasto energético por la actividad física varía ampliamente entre los individuos, así como día a día.

LA DIETA DEBE ACELERAR EL METABOLISMO

Podemos adelgazar comiendo mucho si aceleramos el metabolismo

Entre los alimentos, las proteínas son las que más aceleran el metabolismo y esta condición llega al tope cuando las ingerimos en las primeras horas de la mañana. Para ese momento del día se encuentra elevado el cortisol y otras hormonas que promueven los procesos químicos de conversión de proteínas. Esto permitirá adelgazar sin reducir el número de calorías a la vez que evitaremos el retorno al sobrepeso.

La aceleración metabólica que producen las proteínas es máxima en las mañanas

Para elevar la glucosa sanguínea las proteínas utilizan cuatro veces más energía que la harina o los carbohidratos. Esta aceleración metabólica es tan importante, que aún sin hacer ninguna actividad física adicional —sólo con la ingesta matutina de

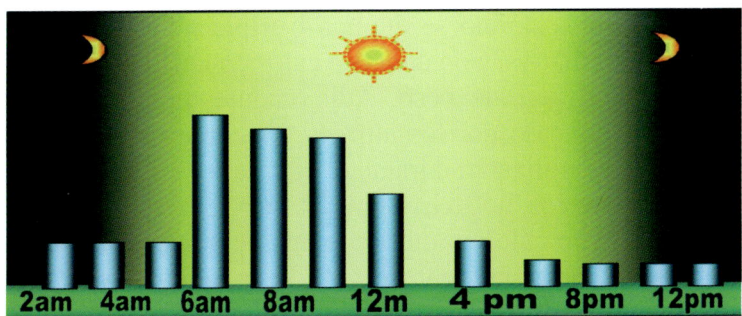

La termogénesis inducida por los alimentos (kcal/min) es mayor en las mañanas

unos 30 gramos de proteínas como atún, queso, leche, pavo, pollo, etc.—, puede duplicar o triplicar el gasto calórico durante ese día. Sería necesario comer cuatro veces más de lo que habitualmente comemos para poder engordar.

El uso de energía o metabolismo en una persona que casi no desayuna o hace un desayuno escaso en proteínas es de unas 50 cal/hora, que equivalen a un gasto diario de 1.200 calorías. Por ello, una ingesta de tan sólo 1.300 calorías ya es un excedente y se produce un aumento de peso.

Pero el metabolismo se puede acelerar si agregamos al menos unos 30 gramos de proteínas en el desayuno. La utilización de energía aumenta pudiendo alcanzar unas 150 calorías por hora que supondrán un gasto energético de unas 3.600 calorías diarias. En esas condiciones, inclusive comiendo 3.200 calorías diarias y más que eso se perderá peso, pues el gasto calórico o consumo de energía del organismo siempre superará las calorías ingeridas.

Las proteínas aceleran el metabolismo más que el ejercicio

Observe que la intensificación metabólica que se produce sólo por incluir proteínas en el desayuno, supera mucho al incremento del gasto energético que se obtiene cuando hacemos ejercicios. Por ejemplo, si una persona trota durante una hora, en ese recorrido gasta un máximo de 400 calorías. Si a esto lo sumamos un gasto calórico de sólo 1.200 calorías diarias, entonces su gasto calórico diario no será mayor de 1.600 calorías.

En contraste, si ingiere 30 gramos de proteínas al despertar, su gasto calórico se duplica o triplica llegando a unas 3.600 calorías diarias. Con un gasto calórico tan elevado, es casi imposible aumentar de peso. Adicionalmente, el incremento metabólico inducido por los alimentos también aumentará las calorías que se utilizarán durante el ejercicio.

Obviamente no existe ningún ejercicio que duplique o triplique el gasto calórico diario de una persona, pero sin duda el ejercicio favorece la acentuación del metabolismo y hace más eficiente el método adelgazante.

Las proteínas también controlan el hambre

La conversión de proteínas en glucosa es progresiva, lenta y provee niveles de glucosa sanguínea estables por muchas horas del día. Esto evitará la sensación de hambre a lo largo del día. Si además, las proteínas son ingeridas al despertar -cuando las hormonas que las convierten en energía se encuentran elevadas-, entonces también se preservará la masa muscular, los ligamentos de los huesos y el colágeno de la piel, cuyas proteínas no tendrán que ser destruidas ni utilizadas para suplir su falta en el desayuno.

Aumentan el alerta

La glucosa sanguínea es el único combustible utilizable por el cerebro. La estabilidad de los niveles de glucosa, que proveen las proteínas ingeridas al despertar, es fundamental para mantener una adecuada concentración mental, la memoria y la capacidad de razonamiento.

Al tener una adecuada disponibilidad de la glucosa, el cerebro no necesitará activar sistemas de emergencia para obtenerla de otra fuente y se puede dedicar por entero a sus funciones intelectuales.

Adicionalmente, las proteínas actúan directamente en el cerebro desarrollando la adrenalina y dopamina cerebral. Esto favorece el alerta, la memoria y la capacidad de razonamiento así como las habilidades del aprendizaje que en las horas de la mañana resultan muy oportunas.

Se puede adelgazar sin restringir el número de calorías

Al amanecer, la inducción metabólica de las proteínas facilita que adelgacemos comiendo mucho. Podrá incluir en la dieta todos los alimentos necesarios para tener energía, para controlar el hambre, así como los nutrientes necesarios para elevar la serotonina y controlar la adicción a los carbohidratos.
Al acelerar el metabolismo y controlar el hambre y la adicción, la dieta se perpetúa y nos evita el peligro de su fracaso y el riesgo de retornar nuevamente a la obesidad.

Parte II

Capítulo 7

LA DIETA DE LOS RITMOS HORMONALES O DIETA CIRCADIANA

Para poder acelerar el metabolismo, controlar el hambre y la adicción, la dieta tiene que estar acoplada a los ritmos hormonales.

RECOMENDACIONES GENERALES

Hemos comentado que las dietas restrictivas bajan el metabolismo, no favorecen la conversión de los alimentos en energía, exacerban el hambre y la adicción; lo que conduce al rápido abandono de la dieta y el retorno de la obesidad. Para no incurrir en estos errores el método de adelgazamiento debe cumplir al menos con las siguientes exigencias:

Acelerar el metabolismo favoreciendo la conversión de los alimentos en energía y no en grasa. Para esto, los alimentos deben estar distribuidos en concordancia con los ritmos circadianos de las hormonas energéticas. El metabolismo acelerado facilita el adelgazamiento y evita el retorno a la obesidad.

Lograr su bienestar físico. Cuando la alimentación equilibra su bioquímica particular se promueve su bienestar físico, esto perpetúa la dieta y le permite ser delgado en forma permanente.

Controlar tanto el hambre como la adicción. Estas son las dos fuerzas que inducen a los obesos a ingerir alimentos que engordan en las horas nocturnas. Si no siente hambre ni deseos de comer carbohidratos al anochecer, será sencillo hacer una cena muy ligera que facilitará la movilización nocturna de los depósitos de grasa. En pocas palabras la dieta debe aprovechar nuestros ritmos hormonales y utilizarlos a nuestro favor.

DESAYUNE AL DESPERTAR

Es muy importante que inicie el desayuno al despertar. De otra manera, si permanece despierto sin desayunar por más de una hora, el cerebro activará mecanismos de adaptación al ayuno que disminuyen el metabolismo; promoviendo la destrucción de los músculos que son utilizados como combustible en vez del desayuno, a la vez que facilita que el resto del día acumule grasa de reserva. Si no desayuna, cada vez tendrá menos músculos y más grasa de reserva. Se pondrá cada vez más débil y más gordo.

Recuerde que muchos gordos lo son porque sienten repugnancia por el desayuno. La ventaja es que si hace un esfuerzo y logra desayunar, en compensación se sentirá bien y disfrutará de energía todo el día. No sufrirá de hambre, no tendrá deseos de comer dulcitos al atardecer y además perderá peso.

INCREMENTE LAS PROTEÍNAS DEL DESAYUNO

Las proteínas como el queso, la leche, la pechuga de pollo, el atún, entre otras, son los alimentos que más aceleran el metabolismo y por ello mientras más cantidad de proteínas ingiera en el desayuno, más rápido adelgazará. Adicionalmente, las proteínas mantienen estables los niveles de glucosa por muchas horas, mantienen la energía muscular por un tiempo prolongado, incrementan el alerta y son los alimentos que más ayudan a controlar el hambre durante el resto del día.

Debe hacer un esfuerzo y procurar que estén preparadas de tal forma que pueda ingerirlas en todos los desayunos. En retribución tendrá energía y no sentirá hambre en todo el día, tendrá un excelente rendimiento intelectual y lo más importante es que al acelerar el metabolismo las proteínas lo ayudarán a adelgazar más rápido.

La cantidad de proteínas asignadas al desayuno controlarán el hambre al menos por catorce horas. De manera que si ya al mediodía percibe hambre, significa que la cantidad de proteínas del desayuno fue deficiente, que se llenó de pan u otras harinas pero faltaron proteínas y es preciso incrementarlas al día siguiente.

LA AVERSIÓN HACIA EL DESAYUNO SE PUEDE VENCER

Aunque las proteínas son las que más incrementan el metabolismo, muchos obesos sienten aversión por los alimentos que las contienen cuando despiertan. Se trata de un asunto visual, pues a la seis de la mañana, el sólo mirar un bistec o una pechuga de pollo, produce rechazo. Sin embargo, esta aversión, se puede vencer preparando los alimentos con una presentación visual que resulten agradables y adecuadas para el desayuno.

Si le disgusta o le resulta difícil comer una hamburguesa en el desayuno, puede sustituirla por otras proteínas como jamón, pavo, pollo en rebanadas o *roast-beef*, pues se ha comprobado que las carnes o el pollo en rebanadas producen menos rechazo; En realidad la presentación no tiene importancia, con tal de que no disminuya las raciones proteicas estipuladas. También los embutidos magros como el pastrami, jamón de pechuga de pollo, etc., son adecuados para el desayuno.

Otra forma de facilitar el consumo de estas proteínas sería preparando un forma de sándwich. Un bistec o una milanesa colocados dentro de un pan le causarán menos aborrecimiento y hasta pueden resultarle apetitosos. De esta forma se le facilitará el consumo de abundantes proteínas en la mañana.

Algunos además de que no les provoca desayunar tampoco tienen suficiente tiempo para hacerlo, pues salen muy temprano de la casa. En esos casos se puede subdividir el desayuno en dos partes: una al despertar en casa y otra parte al llegar al trabajo. Para muchos el poder subdividir el desayuno en dos partes les facilita el comer más cantidad de proteínas y cumplir con las porciones estipuladas para el desayuno.

Recuerde que mientras más proteínas ingiera al despertar, más se acelerará su metabolismo y adelgazará a mayor velocidad. En todo caso entre 6 y 9 de la mañana ya debe haber terminado de comer todo lo indicado para el desayuno.

LAS HARINAS EN EL DESAYUNO NO ENGORDAN Y LE PERMITEN CONTROLAR EL DESEO POR LOS AZÚCARES

Para el organismo todas las harinas son azúcares o carbohidratos y al amanecer no lo engordan. Tanto el pan, como las galletas, así como la pasta, el arroz, los chocolates, los granos, la yuca, los helados, los plátanos, los caramelos, las papas, etc., son bioquímicamente entendidos como azúcar. Desayunar pan o galletas, es muy sencillo, más difícil es ingerir arroz, pasta, pizza, plátanos o granos en ese momento. Pero es importante que de vez en cuando y en sustitución del pan, incluya en el desayuno sobre todo aquellas harinas que más le provocarían en las tardes como arroz, plátanos, pizza, pasta, granos, ravioles, etc. Esto lo protegerá de la tentación y deseo de comerlos en las tardes.

Por el contrario, si con la finalidad de adelgazar, usted simplemente decide no comer harinas a ninguna hora, entonces llegará un día en que las añorará. Lo que puede llegar a ser muy peligroso, pues al final terminará comiendo harinas en los momentos menos convenientes: cuando lo engordan más.

GUARDE LAS GOLOSINAS PARA EL DESAYUNO

Aunque no aceleran el metabolismo, la sostenida elevación de la serotonina que se produce al incluir dulces y chocolates en el desayuno, mitiga la depresión, la tristeza y la atracción por las golosinas.

El efecto final será que al atardecer los dulces ya no le provocarán, los mirará con indiferencia y cada vez se hará menos dulcero.

Sería un grave error el omitir los dulces o chocolates del desayuno, pues con esta medida no adelgazará más rápido ya que en la mañana los dulces no lo engordarán. Lo que sí ocurrirá, es que al atardecer, el descenso de la serotonina será cada vez más marcado, hasta que una tarde la adicción se adueñará de sus actos. Entonces aún sin ver el dulcito o el chocolate, saldrá en su busca y terminará comiendo dulces u otras harinas en forma compulsiva. Luego no entenderá como volvió a incurrir en esa falla.

Recuerde que esta dieta se sustenta sobre dos propósitos: el control del hambre y el de la adicción hacia los carbohidratos. Cualquier modificación de la dieta que afecte estos dos objetivos pondrá en peligro la continuidad de su adelgazamiento.

Usted no logrará nada si al omitir el dulcito de la mañana, termina con un irresistible deseo de comerlo al atardecer, que es cuando se traduce en grasa.

El control del hambre y de la adicción es lo que garantiza que será delgado en forma permanente.

LA DIETA DEBE FACILITAR LA MAYOR UTILIZACIÓN DE LA GRASA DURANTE LA NOCHE

En las horas nocturnas, el organismo recurre a sus depósitos de grasa. Estas son las horas críticas y cuando más importante es que la dieta controle el hambre así como el deseo de comer carbohidratos.

Disminuyendo el consumo de estos nutrientes en la cena y en las horas nocturnas, obligaremos a que durante el sueño nuestro organismo utilice la grasa de reserva sin detrimento de nuestros tejidos nobles. De esta forma, sólo perderemos peso a expensas de la grasa, sin menoscabo de las proteínas musculares ni del colágeno de la piel y cada día al amanecer estaremos más delgados.

RECUERDE

Si siente hambre en las noches, es porque las proteínas en el desayuno fueron insuficientes, y tendrá que incrementarlas al día siguiente.

Si lo que siente son deseos de comer una galleta, un pan o un dulce, es porque la adicción no está controlada y están faltando los carbohidratos del desayuno.

Aunque adelgace aceleradamente, si en las noches siente hambre o le provoca una galleta o un pan, tarde o temprano no aguantará, volverá a comer estos alimentos en las noches y con ello puede retornar su obesidad.

TENGA SIEMPRE PRESENTE
El propósito de esta dieta es acelerar el metabolismo y lograr el control del hambre y de la adicción, que son las dos fuerzas que lo empujan a comer en las horas nocturnas y constituyen la causa esencial por la cual llegó a ser gordo. Del dominio que sobre estas dos fuerzas ejerza la dieta, depende el que sea delgado en forma permanente.

CONTENIDO DE ALIMENTOS EN LA DIETA Y LAS RACIONES NUTRICIONALES

Para mayor facilidad y comprensión de la dieta expresaremos la cantidad que puede ingerir de cada alimento en raciones nutricionales (RN), así como en medidas caseras como: tazas, cucharadas, cucharaditas, vasos, gramos (g), rebanadas, etc. Las raciones nutricionales de todos los alimentos aparecen al final del libro en la Tabla 1 o Tabla de raciones nutricionales e intercambios.

En esa tabla los nutrientes están agrupados no sólo por sus calorías, sino también por las proteínas, azúcares y grasas que contienen. La ración de cada alimento podrá ser sustituida por una cantidad equivalente de otro alimento del mismo grupo como se señala en la Tabla 1. Dependiendo de los nutrientes que predominen en cada clase de alimento, los clasificaremos en cinco grupos de la siguiente manera:

1. PROTEÍNAS
Leche
Quesos
Huevos
Carne/pollo/pescado

2. CARBOHIDRATOS
Harinas/pan
Dulces

3. VERDURAS, clasificadas por el contenido de azúcar:

Verduras de 5 por ciento: con menos de 5 por ciento de azúcar
Verduras de 10 por ciento: de 5 a 10 por ciento de azúcar

4. FRUTAS, clasificadas por el contenido de azúcar:
Frutas de 5 por ciento: con menos de 5 por ciento de azúcar
Frutas de 10 por ciento: con 5 a 10 por ciento de azúcar
Frutas de 15 por ciento: con 10 a 15 por ciento de azúcar
Frutas de 20 por ciento: con 15 a 20 por ciento de azúcar
Frutas con más de 20 por ciento: más de 20 por ciento de azúcar

5. GRASAS

Nota: Ver Tabla 1 en la página 152 para sustituciones de alimentos.

Capítulo 8

EL DESAYUNO DE LOS RITMOS NATURALES O DESAYUNO CIRCADIANO

El desayuno es la parte esencial de la dieta y tiene los siguientes propósitos:

- Acelerar el metabolismo para facilitar que adelgace
- Aportarle energía por muchas horas
- Mitigar el hambre
- Controlar la adicción a los carbohidratos

Es recomendable empezar a ingerir alimentos apenas se despierte. Si pasa una o dos horas sin comer —como ya se indicó—, el cerebro entenderá que «comenzó un ayuno».

Recuerde que en esta dieta no se trata de comer menos calorías, sino de acelerar el metabolismo, de aminorar el hambre y de controlar la adicción. Mientras más se incremente el gasto calórico mejores resultados tendrá la dieta.

Para lograr estos propósitos, el desayuno debe incluir los siguientes grupos de alimentos:

PROTEÍNAS que incluyen:
- Leche
- Queso
- Derivados de carne, pollo, pescado y huevos

GRASAS

CARBOHIDRATOS que incluyen:
• Harinas
• Dulces

LAS PROTEÍNAS DEL DESAYUNO

Son los alimentos que más aceleran el metabolismo y los que ayudan a controlar el hambre. Mientras mayor sea el consumo de proteínas al despertar, más se acelerará su metabolismo, sufrirá menos hambre, disfrutará de más energía y adelgazará a mayor velocidad.

Entre las proteínas que debe consumir están: leche, queso, derivados de carne/pollo o pescado y claras de huevo.

Leche
(2 raciones)

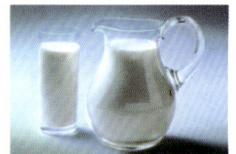

Debe tomar al menos 2 vasos o 480 ml de leche, preferiblemente descremada, que equivalen a 2 raciones de leche.

Trate de tomar ambos vasos de leche pues ésta tiene un gran contenido de proteínas y nutrientes que aceleran el metabolismo, le ayudarán a adelgazar y le brindarán un gran bienestar físico durante todo el día.

Algunas formas de consumo de leche en el desayuno.

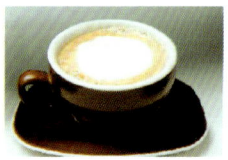
Café con leche

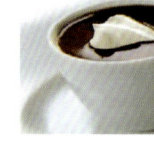
Chocolate caliente

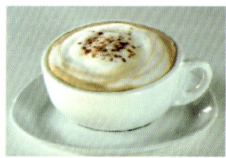
Café capuchino

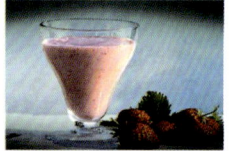
Leche con fresas

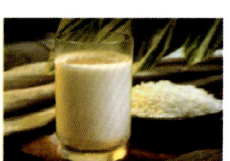
Chicha

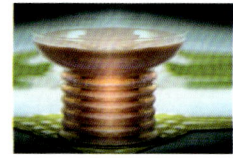
Merengada de guayaba

Agregando diversos ingredientes, puede sustituir uno de los vasos de leche por café con leche, café capuchino, chocolate caliente, etc.

Puede tomar la leche en forma de batido o merengada, agregándole fresas, guayabas, guanábana, cambur, helados, arroz, etc. Por ejemplo: leche con fresas, o «chicha» que además de leche contiene arroz y canela, también puede elegir una merengada de guayaba.

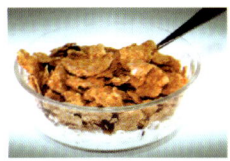
Leche con hojuelas de maíz

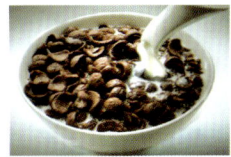
Leche con hojuelas de chocolate

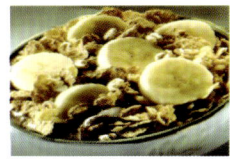
Leche con granola, müesli y cambur

También puede combinar la leche con cereales como avena, granola, *müesli*, hojuelas de maíz, etc.

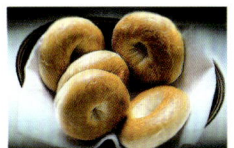
Yogurt con hojuelas

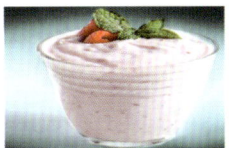
Yogurt con fresas

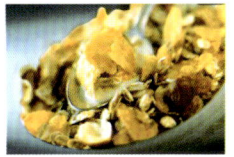
Yogurt con granola de maíz y frutas

Si tiene intolerancia a la leche, puede sustituirla por la misma cantidad de yogurt natural preferiblemente descremado y al igual que con la leche puede adicionarle frutas o cereales; por ejemplo yogurt con hojuelas de maíz, yogurt con fresas o yogurt con granola. Nunca omita los lácteos, pues éstos contienen abundantes proteínas de alta categoría que aceleran el metabolismo y controlan el hambre

Queso
(2 raciones)

El desayuno debe contener al menos 4 rebanadas, 60 a 70 g o 2 onzas de queso, que corresponden a 2 raciones de queso. Éste puede ser blanco, *mozzarella*, requesón, suizo, holandés, etc., o el equivalente a dos intercambios de queso de la Tabla 1.

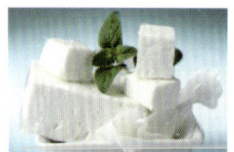 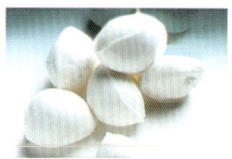 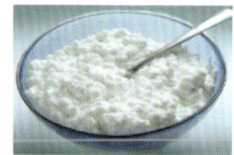

Queso blanco tipo Paisa o duro   *Mozzarella*   *Cottage cheese o requesón*

Si su colesterol se encuentra elevado, es mejor que opte por 2 raciones de queso blanco no graso, como se señala en estos ejemplos: unos 60 g o 4 rebanadas de queso tipo Paisa o blanco duro —1 taza si el queso está rallado—; también puede optar por 2 onzas o 60 g de queso *mozzarella* o unos 60 g o 1 taza de *cottage cheese* o requesón.

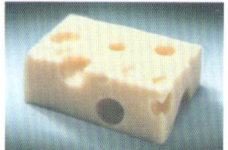 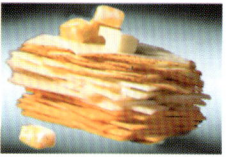 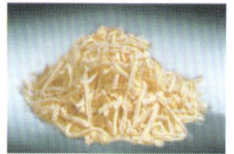

Queso suizo   *Queso americano*   *Parmesano rallado*

Si no tiene problemas con el colesterol puede sustituir las 2 raciones de queso por queso amarillo, cuyas alternativas se pueden consultar en la Tabla 1.

Por ejemplo 4 rebanas o 60 g de queso suizo o 4 rebanadas o 60 g de queso americano o queso *münster*. Esto se puede sustituir por 20 g o 2 cucharadas de queso parmesano rallado.

Opciones para incluir el queso en el desayuno

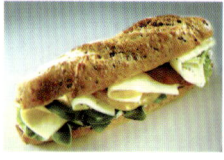 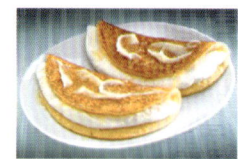 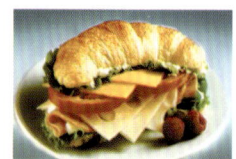

Sándwich de queso   *Cachapas con queso*   *Croissant con queso*

Hay muchas maneras de adicionar el queso a su desayuno. Puede incluirlo en un pan francés, comerlo con cachapas, o en un *croissant*, como se ve en los ejemplos. También puede comerlo con arepas, tortillas mexicanas o tacos y con otros tipos de pan.

Derivados de carne
(3 raciones de 90 a 100 g o 4 a 5 rebanadas)

Si decide desayunar con derivados de carne podrá seleccionar fiambres magros como *roast beef*, jamón serrano, jamón selva negra, lomo ahumado, carne mechada, etc. También puede optar por carne molida, hamburguesa, pastrami o pernil rebanado, cuidando eliminar siempre la grasa visible.

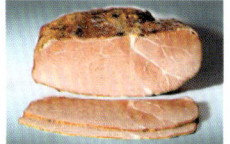
Fiambres bajos en grasa

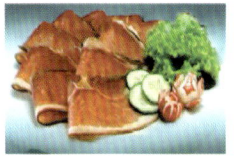
Jamón selva negra

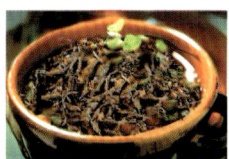
Carne desmechada

Puede comer estas proteínas solas, sin pan ni otra harina, a manera de embutidos, como fiambres fríos rebanados. Por ejemplo unos 90 g o 4 a 5 rebanadas de jamón selva negra, o la misma cantidad de jamón de pechuga de pollo, igualmente puede optar por 4 a 5 rebanadas de *roast beef*. También podrían ser unos 100g de carne mechada o sustituir estos derivados de carne por otras alternativas de la Tabla 1.

Para facilitar el consumo de estas proteínas es recomendable prepararlas en forma de un sándwich; utilice para ello: un pan, una arepa, una pita o pan árabe, una tortilla mexicana, etc.

Esta preparación permite que las proteínas se vean más apetitosas y más adecuadas para el desayuno, facilitando su consumo en abundancia.

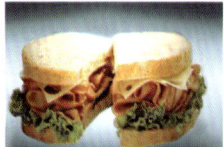
Sándwich de jamón bajo en grasa

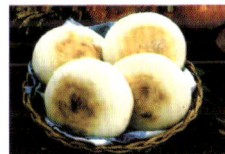
Arepa con carne

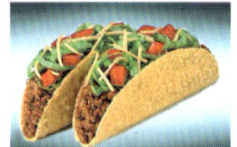
Taco de carne desmechada

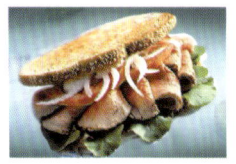
Sándwich con roast beef

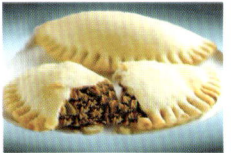
Pastelitos rellenos de carne

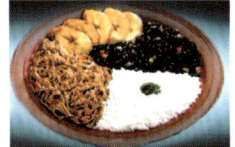
Carne desmechada con arroz y plátano

Puede comerlas en forma de emparedado o sándwich, arepa o taco rellenos con jamón magro, carne desmechada o carne molida, como se observa en los ejemplos.

También puede optar por un sándwich de *roast beef*, empanadas o pastelitos rellenos de carne o incluir carne mechada con arroz y tajadas de plátano.

Incluya las proteínas dentro de diferentes tipos de pan, siempre vigilando el no disminuir las 3 raciones o 90 a 100 g de proteínas, que en definitiva son las que acelerarán su metabolismo.

Derivados de pollo o pavo
(3 raciones o 90 a 100 g o 4 a 5 rebanadas)

Al igual que en el caso de la carne, si prefiere los derivados de pollo o pavo, debe procurar el ingerir no menos de tres raciones de 90 g o 4 a 5 rebanadas de pollo, pavo, etc.

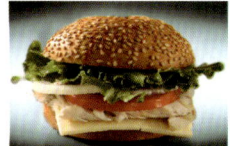
Sándwich con pavo

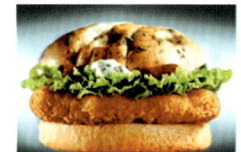
Sándwich con milanesa de pollo

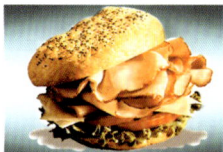
Emparedado relleno de pavo ahumado

Ingiera estas proteínas solas, en rulitos o rebanadas o como se señala en los ejemplos, consúmalas también en forma de sándwich de pavo, sándwich con milanesa de pollo o como emparedado con pavo ahumado.

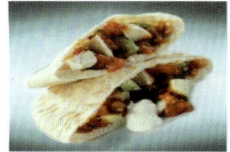
Pita rellena de pollo ahumado

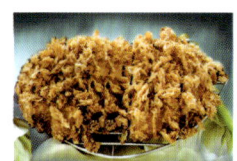
Pollo desmechado en trocitos

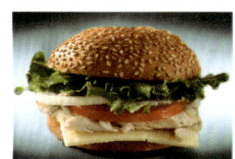
Sándwich con bologna de pollo

Una buena opción sería un pan pita o pan árabe relleno de pollo desmechado o un sándwich con *bologna* de pollo.

Derivados de pescado
(3 raciones, 90 a 100 g o 4 a 5 rebanadas)

Si opta por los derivados del pescado —en vez de pollo o carne— consúmalos en el atún, salmón, arenque, sardina, trucha, cazón, mero ahumado, etc.

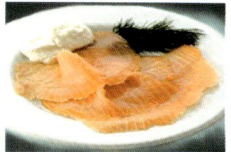 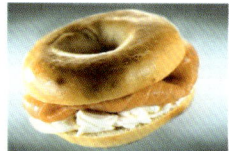 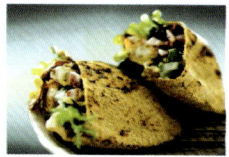

Salmón ahumado *Baggel con salmón* *Pita rellena con trocitos de mero*

Al igual que con las carnes, puede comer estas proteínas solas, sin acompañantes o incluidas dentro de un pan, un *baggel*, una pita etc. En los ejemplos se observa salmón ahumado, un *baggel* con queso crema y salmón, así como pitas rellenas con trocitos de mero.

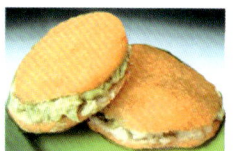 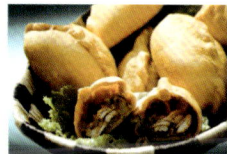 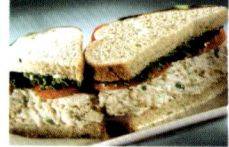

Arepa con atún *Empanadas de cazón* *Sándwich de atún*

Si lo desea ingiera arepas con atún, empanadas de cazón o rellenar un sándwich con trucha o atún

Huevos

Siempre puede agregar claras de huevo. Prepare un revuelto de jamón y queso con tres claras de huevo. Los huevos enteros no son recomendables pues aunque contienen muchas proteínas, también tienen mucho colesterol. Esto hace muy riesgoso su consumo diario por ello preferimos que no consuma más de 3 huevos enteros por semana

RECUERDE

Si usted elige desayunar pavo, coma unas 4 rebanadas y acelerará su metabolismo, pero si ingiere 5 o más, entonces el incremento del gasto calórico será mayor y adelgazará a mayor velocidad.

TOME EN CUENTA

Con un desayuno adecuado en proteínas no debe sentir hambre por unas catorce horas, así pues, que si al mediodía ya siente hambre, eso significa, que en el desayuno se llenó de pan u otras harinas, pero las proteínas eran deficientes y es preciso aumentarlas.

Puede consumir más proteínas de las indicadas, pero nunca menos.

DEBE HACER UN ESFUERZO

Para lograr el abundante consumo de proteínas en la mañana procure que estén preparadas de tal forma que pueda ingerirlas en todos los desayunos. En retribución tendrá energía y no sentirá hambre, tendrá un excelente rendimiento intelectual y lo más importante: al acelerar el metabolismo las proteínas lo ayudarán a adelgazar más rápido.

LAS GRASAS DEL DESAYUNO
(2 raciones)

El desayuno puede estar aderezado con aceite y otras salsas con estos ingredientes será más sabroso posible y conseguirá ingerir proteínas en abundancia.

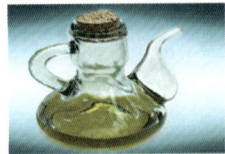
Aceite vegetal

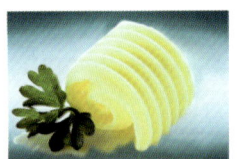
(de maíz u oliva)
Mayonesa

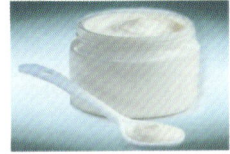
Margarina

Puede incluir 2 raciones de grasa en la preparación de su desayuno, como por ejemplo 2 cucharaditas de aceite vegetal (de maíz u oliva), también puede optar para su emparedado por 2 cucharaditas de margarina o mayonesa o agregar 2 cucharadas de queso crema.

También puede añadir aceitunas o diversas nueces

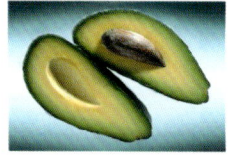
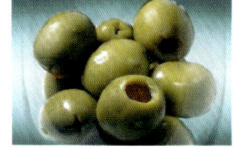
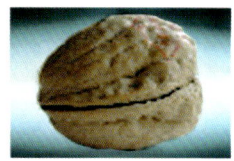

Aguacate *Aceitunas* *Avellanas u otra clase de nueces*

Las sustituciones de las 2 raciones de grasa las encontrará en la Tabla 1. Éstas pueden incluir: 1/2 aguacate, unas 10 aceitunas, unas 12 avellanas o nueces de otra clase o 10 almendras.

También puede sustituir esas grasas por 2 cucharaditas de aderezo tipo mayonesa.

Si su colesterol está elevado debe omitir la mayonesa, la yema de huevo, la tocineta, la mantequilla y las grasas animales. Mientras tanto, puede incluir aceite vegetal de maíz o de oliva para aderezar su desayuno.

CARBOHIDRATOS

Es recomendable que ingiera 2 raciones de pan u otra harina y una ración de dulces en el desayuno. Estos mantienen la serotonina elevada a lo largo del día y le ayudan en el dominio de la adicción por los dulces y harinas. Procure comer sus dulces preferidos, de todas formas en la mañana no le engordarán.

Pan y otras harinas
(2 raciones)

Puede incluir en el desayuno 2 rebanadas de pan que equivalen a 2 raciones del grupo de panes o harinas de la Tabla 1.

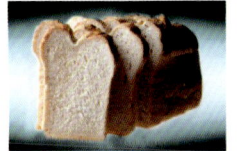 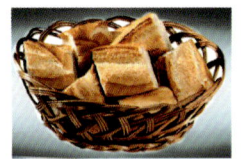 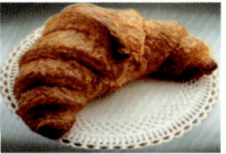

Pan cuadrado   *Baguette, pan francés o canilla*   *Croissant*

Puede sustituir las dos rebanadas de pan por un intercambio de pan o harinas de la Tabla 1, que sería medio *baguette* o pan francés, o 1 *croissant* de 7,5 x 5 cm.

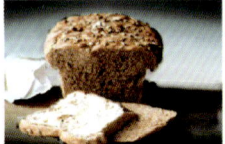 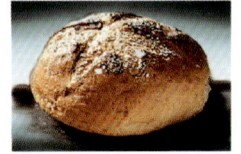 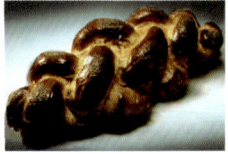

Pan integral   *Pan de hamburguesa*   *Pan challah*

También puede elegir 2 rebanadas de pan integral o 1 pan para hamburguesa o 2 rebanadas de pan *challah*.

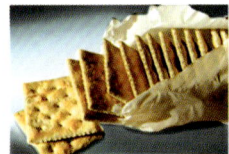 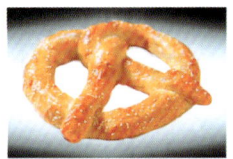 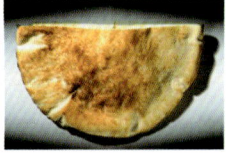

Galletas de soda   *Pretzel*   *Pita o pan árabe*

Otras sustituciones de las 2 raciones de pan serían 6 galletas de soda de 6 x 6 cm; 1 panecillo blanco francés o 1 pita de 12 cm de diámetro.

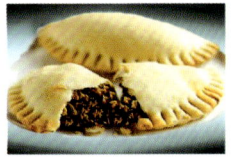 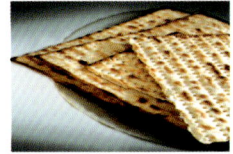 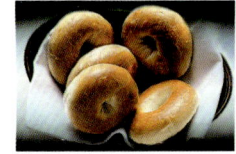

Pastelitos   *Matzos*   *Baggel*

También puede optar por 2 pastelitos o 2 *matzos* de 12 x 12 cm o 1 *baggel*.

Otra opción es la de sustituir las 2 raciones de pan por 2

pretzels o 1 porción de pizza (1/4 de una pizza de 30 cm de diámetro) o 2 tequeñones.

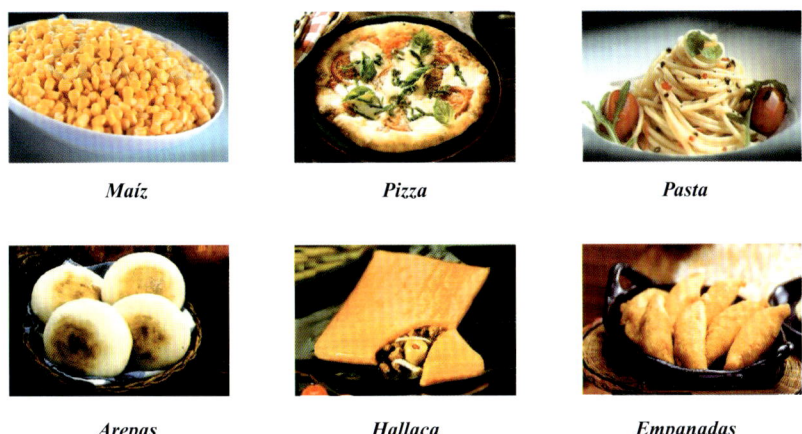

| Maíz | Pizza | Pasta |

| Arepas | Hallaca | Empanadas |

Puede sustituir el pan por alimentos que no contengan harina de trigo sino de maíz o yuca, por ejemplo: 2 arepas (bollos de maíz) de 4 cm de diámetro, una hallaca, o 2 empanadas. También podría inclinarse por 2 tacos de 12 cm de diámetro, una cachapa de 15 cm de diámetro u otras alternativas de la Tabla 1.

Otros carbohidratos

Es muy conveniente que de vez en cuando acompañe su desayuno con aquellos alimentos que por placer le provocaría comer al mediodía y en la cena. En todo caso sustituirían las dos raciones de harinas del desayuno.

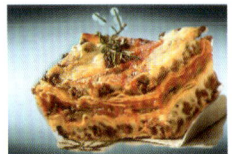
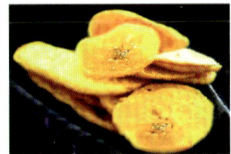
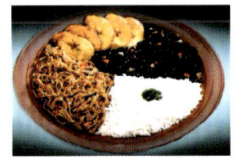

Pasta rellena de carne   *Plátano*   *Pabellón criollo*

Algunos de estos alimentos se señalan en los ejemplos: la pasta rellena de carne, 1 taza de plátanos en tostones y el tradicional pabellón criollo, que además de la carne desmechada, incluye arroz, caraotas o granos negros y plátanos, que se podrían distribuir a razón de media taza cada uno.

Otras opciones son 1 taza de arroz, 1 taza de granos como las lentejas, guisantes o arvejas. También podría decidirse por unas 20 papas fritas de 5 cm de largo, o 1 taza de yuca o 1 ración de casabe de 15 x 15 cm. Consulte la Tabla 1 para más posibilidades.

En un principio puede resultarle difícil y extraño comer estos alimentos en la mañana pero vale la pena. Como se ha repetido no lo engordan y adicionalmente los repudiará en la tarde.

Dulces
(1 ración)

También debe ingerir una ración de dulces en el desayuno. Los puede sustituir por el equivalente de una ración de dulce de la Tabla 1.

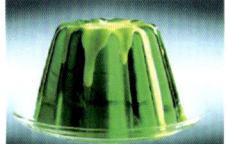
Gelatina

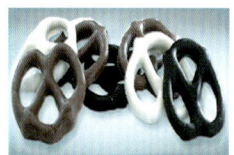
Pretzel cubierto de chocolate

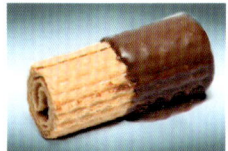
Biscocho con chocolate

Podría ser 1/2 taza de gelatina o 1 *pretzel* cubierto de chocolate o 1 biscocho de chocolate.

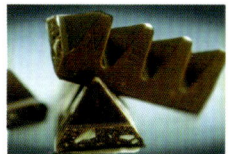
Chocolate mediano

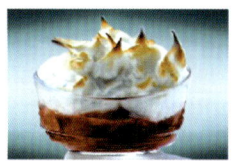
Merengue con fresas

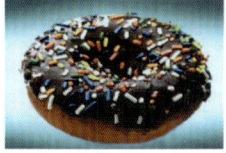
Rosca o dona

También podría sustituir la ración de dulces por 1 chocolate mediano, por 1/2 taza de merengue o por 1 dona o rosca de chocolate.

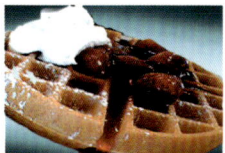
Waffle

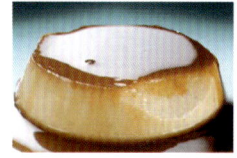
Quesillo

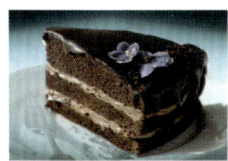
Torta

Pruebe también 1 *waffle* o 1/2 taza de quesillo o 1 ración de torta de 3 x 7 x 4 cm.

Otra elección sería un alfajor, 2 panquecas o 1/2 taza de dulce en almíbar. Siempre puede sustituir los dulces del desayuno por otra opción equivalente, de la Tabla 1.

NO OLVIDE

Si le ofrecen un dulcito o un chocolate al atardecer debe:

- Aceptarlo
- No comerlo y
- Guardarlo para el desayuno

Nunca omita el dulce en el desayuno, pues así como las proteínas controlan el hambre, los dulces controlan la adicción hacia los carbohidratos.

RECUERDE

Tanto el hambre como la adicción hacia las harinas son las dos fuerzas que lo obligan a ingerir alimentos que lo engordan en las horas nocturnas.

Del control que ejerza la dieta sobre esas dos fuerzas depende el que sea delgado para toda la vida.

ESQUEMA DEL DESAYUNO

PROTEÍNAS
Leche	2 vasos, o 2 r de leche descremada
Queso	4 rebanadas o 2 r de queso
Carne, pollo o pescado	90 g ó 6 reb. ó 3 r

GRASAS
1 cucharadita de aceite vegetal o 1 r de grasa

CARBOHIDRATOS
Pan o harinas	2 reb de pan o 2 r de harina/pan
Dulces	1 chocolate mediano o 1 r de dulces

EJEMPLO DE UN DESAYUNO

PROTEÍNAS
Leche	2 vasos, de leche descremada, uno con café y edulcorante y el otro batido con 1/2 taza de melón
Queso	4 reb de queso blanco paisa
Carne,	pollo 90 a 100 g o 6 reb de pescado pechuga de pavo

GRASAS
Aceite vegetal	1 cucharadita

CARBOHIDRATOS
Pan o harinas	2 rebanadas de pan
Dulces	1 chocolate mediano

OTRO EJEMPLO DE DESAYUNO

PROTEÍNAS
Leche	2 vasos de yogurt
Queso	60 g de queso mozarella
Carne, pollo o pescado	90 a 100 g de salmón o atún

GRASAS
Aceite vegetal	1 cucharadita o 1 r de grasa

CARBOHIDRATOS
Pan o harinas	2 arepas
Dulces	1 r de torta de 3 x 4 x 7 cm

r = ración; reb = rebanada

Capítulo 9

EL ALMUERZO CIRCADIANO

El almuerzo y en especial las proteínas que allí se ingieren, tienen el propósito de prolongar el efecto energético y el control del hambre que ya fue inducido por el desayuno. El almuerzo aminora los deseos de comer en las noches, cuando disminuir la cantidad de alimentos es más importante.

No debe comer harinas ni dulces en el almuerzo, pues al mediodía las hormonas que transforman los alimentos en energía ya han descendido y se engorda más que en el desayuno. Tampoco es recomendable agregar aceite ni otros aditivos grasos. Sólo debe incluir proteínas, verduras y frutas.

Debe almorzar antes de las 2 de la tarde. Retrasar el almuerzo no es conveniente, pues a medida que se acerca la noche se elevan las hormonas que transforman los alimentos en grasa y se engorda más.

Nunca omita el almuerzo. Supuestamente, si el desayuno fue adecuado no debería sentir nada de hambre al mediodía; aún así debe comer, pues de otra forma corre el riesgo de sentir hambre en la noche, lo que puede resultar peligroso para la dieta.

Puede almorzar menos de lo indicado, pero debe asegurarse de no sentir hambre el resto del día.

El almuerzo puede constar de tres platos: sopa, plato principal y postre; pero sólo incluirá los siguientes grupos de alimentos:

1. PROTEÍNAS
Opción: carne
Opción: pollo
Opción: pescado y mariscos
Opción: queso

2. VEGETALES
Grupo A: de 5 por ciento de contenido de azúcar
Grupo B: de 10 por ciento de contenido de azúcar

3. FRUTAS
Jugo de frutas

LAS PROTEÍNAS DEL ALMUERZO
(3 raciones)

En el almuerzo puede consumir 3 raciones que corresponden a 90 ó 100 g de proteínas de carne, pollo, pescado, queso u otro equivalente de 3 raciones de proteínas que escoja de la Tabla 1.

Puede preparar las proteínas del almuerzo horneadas, al vapor, guisadas o crudas, pero siempre sin añadir aceite en su preparación.

Opción carne

Si opta por las 3 raciones de carne recuerde que sólo será entre 90 y 100 g.

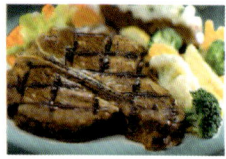
T-bone con coliflor y brócoli

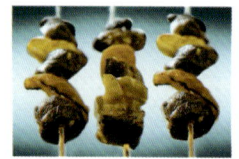
Pinchos de carne a la parrilla

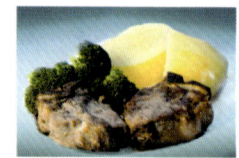
Carne de cordero con brócoli y auyama

Puede elegir entre un bistec de solomo, una parrilla de res o carne asada.

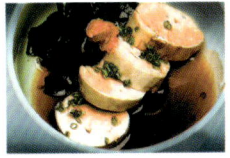
Pernil

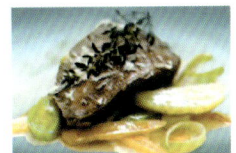
Carne asada

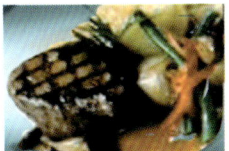
Medallón de lomito

Incluya en otra oportunidad el pernil, *roast beef*, medallón de lomito u otra opción equivalente a las 3 raciones de carne magra.

Opción pollo

Si prefiere pavo o pollo, las 3 raciones también son de 90 a 100 g.

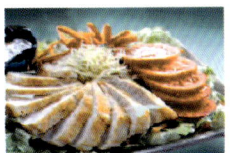
*Pechuga de pollo
rebanada con ensalada*

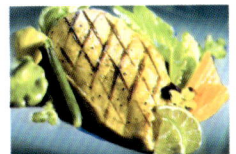
Pechuga de pollo horneada

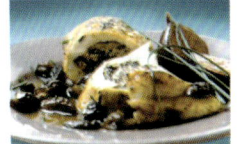
*Pollo relleno
de espinacas y verduras*

Podría ser pavo al horno, pechuga de pollo horneada, pollo relleno con espinacas u otras alternativas equivalentes a las 3 raciones de pollo o pavo.

Opción pescado y mariscos

Si elige comer pescado, también serán 3 raciones o 90 a 100 g.

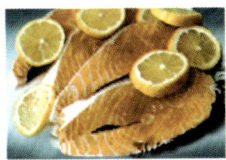
Atún en ruedas

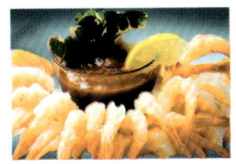
Langostinos

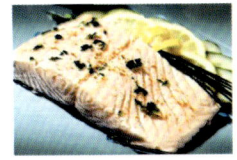
Filet de mero

Podría ser atún en ruedas, *sashimi* o pargo horneado.

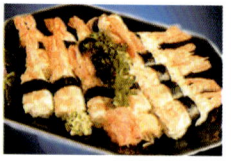 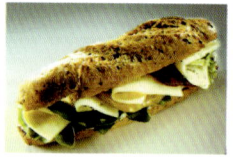 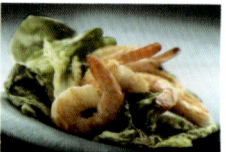

Parrilla de sashimi *Rueda de pescado (carite)* *Camarones con ensalada*

Otra alternativa serían 90 a 100 g de camarones a la parrilla, *sashimi* o una rueda de carite con ensalada u otra sustitución que escoja de la Tabla 1.

NO ADICIONE ACEITE

Las proteínas del almuerzo pueden ser horneadas, guisadas o asadas, pero nunca deben tener aceite ni grasas en su preparación. Aderécelas con sal, ajo, cebolla, etc., pero no debe agregar aceite ni cubitos, ni otras grasas.

Opción queso

En lugar de carne, pollo o pescado también puede optar por 3 raciones de queso blanco (90 a 100 g o 4 rebanadas).

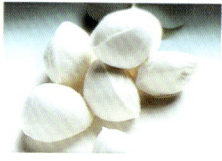 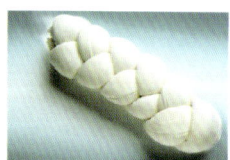 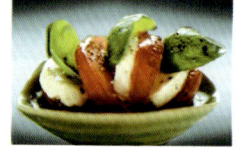

Queso mozzarella *Queso trenzado* *Ensalada capressa*

Por ejemplo queso *mozzarella*, queso tipo Paisa, requesón, queso trenzado u otro fresco bajo en grasa. Podría comerlo en una ensalada *capressa* con *mozzarella* y tomate.

VEGETALES DEL ALMUERZO

Vegetales grupo A o vegetales de 5 por ciento
(3 raciones)

Contienen menos de 5 por ciento de azúcar. Son los que tienen el menor contenido de azúcar y puede incluir 3 raciones que equivalen a 3 tazas. Divida una parte para la sopa y otra para la ensalada. Algunos de estos vegetales incluyen:

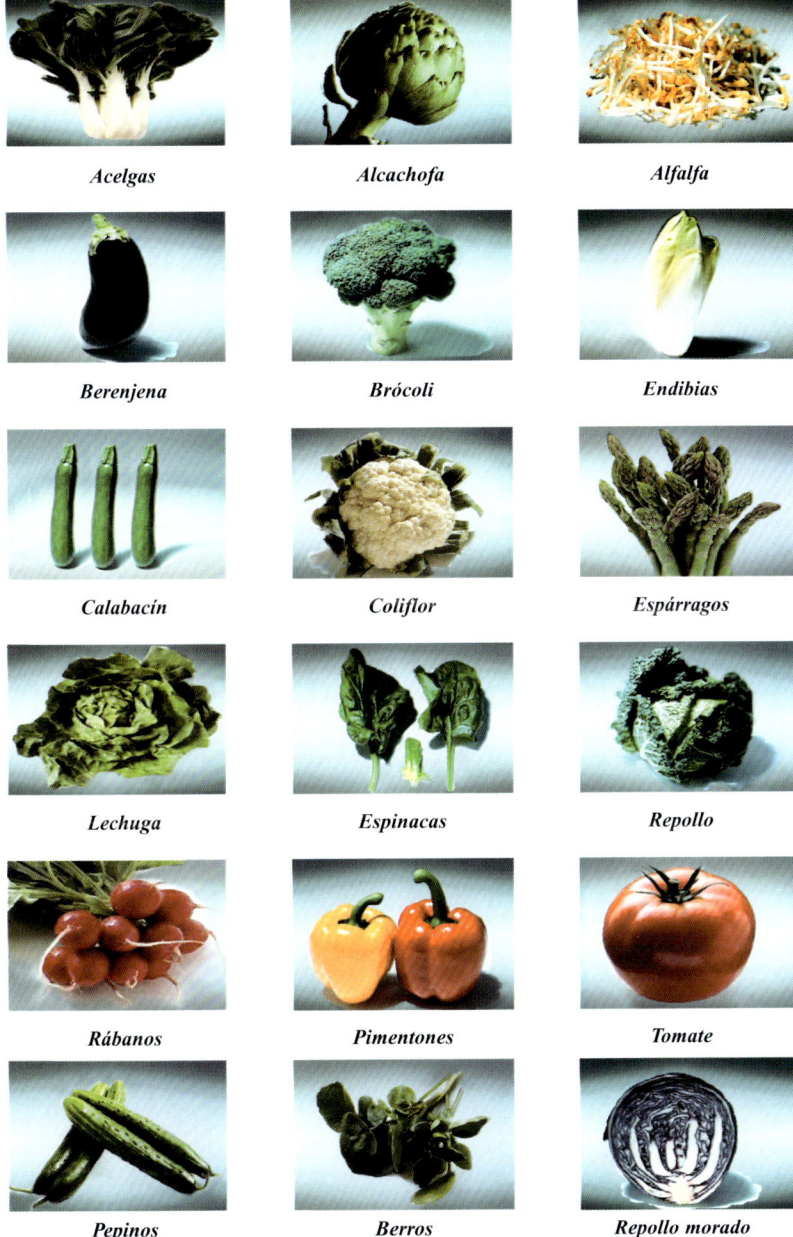

Vegetales del grupo B o vegetales de 10 por ciento
(2 raciones)

Contienen entre 5 a 10 por ciento de azúcar. De estos puede incluir hasta 2 raciones que equivalen a una taza:

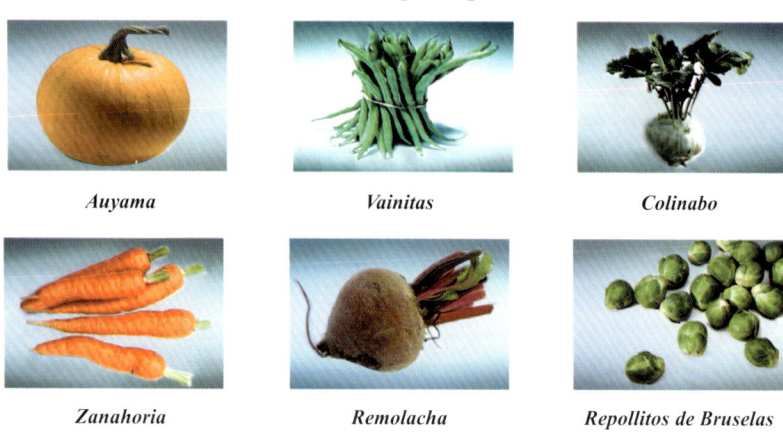

| Auyama | Vainitas | Colinabo |
| Zanahoria | Remolacha | Repollitos de Bruselas |

También puede destinar una parte para la sopa y una para la ensalada, por ejemplo: 1 taza o 200 g de auyama o una taza de chayota, de vainitas, de remolacha, de nabo o colinabo. Elija en otro momento 2 zanahorias medianas o 1 taza de repollitos de Bruselas.

PREPARACIÓN DE LOS VEGETALES DEL ALMUERZO

Opción sopa

Con las 3 raciones de vegetales de 5 por ciento y las 2 raciones de los vegetales de 10 por ciento de azúcar asignadas al almuerzo, se pueden preparar diferentes sopas. No deben llevar aceite ni harinas, veamos algunos ejemplos:

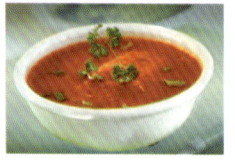 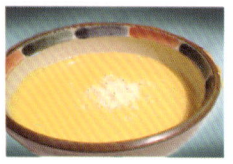 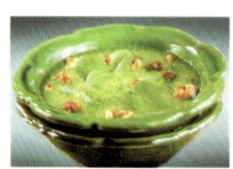

Sopa de tomate   *Sopa de auyama*   *Sopa de espinacas*

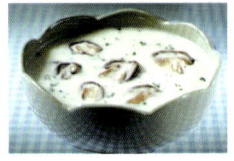 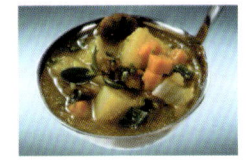 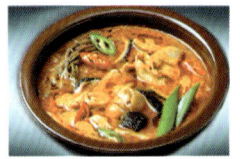

Sopa de hongos   *Sopa de auyama y zanahoria*   *Sopa marinera*

Opción ensalada de vegetales crudos

Prepare ensaladas con los vegetales asignados al almuerzo. Todos los aderezos como ajo, cebolla, pimienta, vinagre sal, etc. están permitidos, excepto leche, harinas, aceite, mayonesa y otras grasas. Algunas de estas ensaladas se muestran abajo:

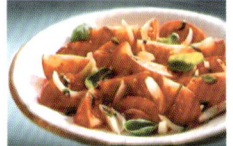 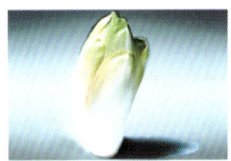 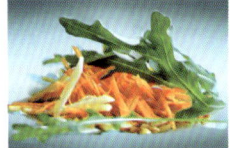

Ensalada de tomate y cebolla   *Endibias con berro y célery*   *Zanahoria y espárragos*

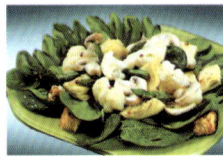 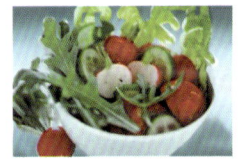 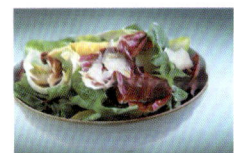

Espinacas, coliflor, alcachofas y hongos   *Rábano, pepino y vegetales verdes*   *Repollo morado, puerro y célery*

Opción vegetales cocidos

La ensalada también puede estar elaborada con los mismos vegetales cocidos al vapor como se muestra seguidamente:

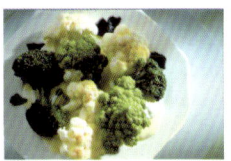 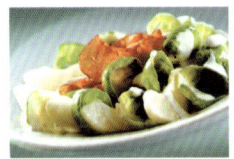 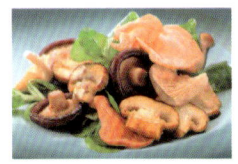

Brócoli con coliflor al vapor   *Repollitos de Bruselas con pimentón*   *Hongos cocidos*

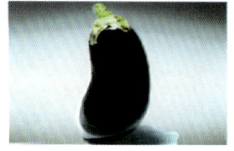 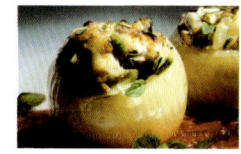 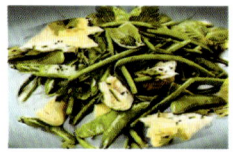

Berenjena y calabacín   *Cebolla rellena de hongos y espinacas gratinadas*   *Vainitas y alcachofas*

Al menos mientras adelgaza, no debe ingerir ninguna harina: ni arroz, papas o pan en el almuerzo. Reserve estos alimentos para el desayuno.

FRUTAS DEL ALMUERZO

En el almuerzo puede comer 1 ración de cualquier tipo de frutas. La cantidad de fruta en una ración dependerá del contenido de azúcar de la fruta que elija. Mientras menor sea el contenido de azúcar de la fruta, mayor será la ración asignada al almuerzo. Aquí señalamos algunas de las opciones:

Opción de frutas de 5 por ciento de azúcar
(Hasta 2 tazas)

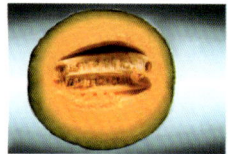 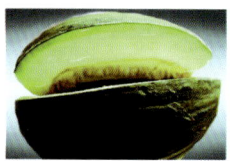 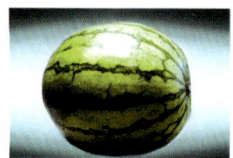

Melón   *Melón verde*   *Patilla o sandía*

Por ejemplo, puede comer 2 tazas de melón amarillo o 2 tazas o 1/2 melón verde de 15 cm de diámetro o 2 tazas de patilla o sandía.

Opción de frutas de 10 por ciento de azúcar
(Hasta 1/2 taza)

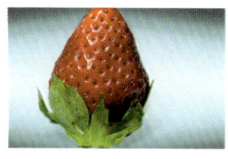 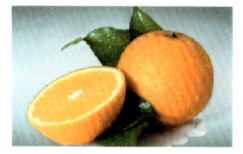 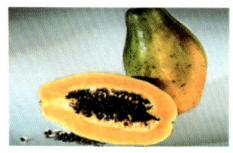

Fresas   *Naranja*   *Papaya o lechosa*

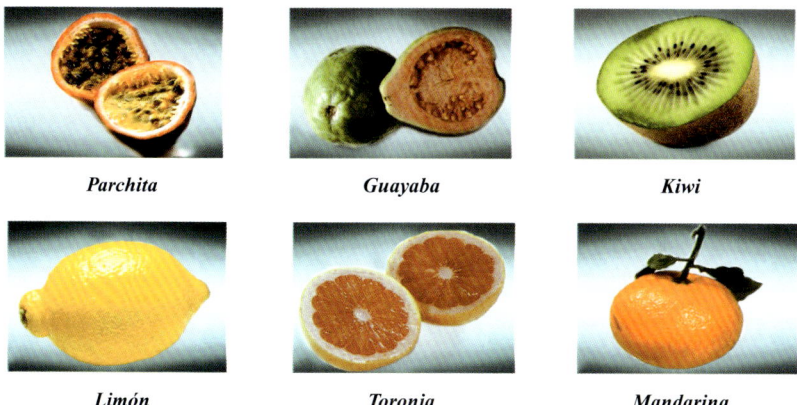

| Parchita | Guayaba | Kiwi |
| Limón | Toronja | Mandarina |

De esta opción puede comer hasta 1 1/2 taza de fresas, dos naranjas medianas, una toronja grande, tres mandarinas medianas, tres parchitas, tres kiwis, 3 guayabas o el equivalente de 1 1/2 taza de estas frutas. También puede optar por 1 1/2 taza de lechosa o papaya.

Opción de frutas de 15 por ciento de azúcar
(Hasta 1 taza)

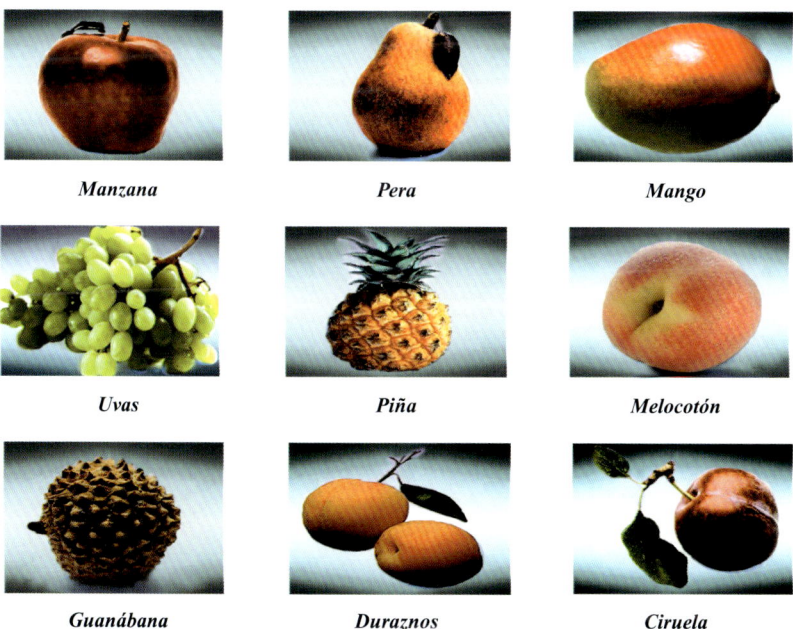

Manzana	Pera	Mango
Uvas	Piña	Melocotón
Guanábana	Duraznos	Ciruela

De esta opción podrá comer en el almuerzo: 1 manzana de 5 cm de diámetro, 1 pera mediana, 1 rueda o taza de piña, 1 mango mediano; también puede optar por 12 uvas, 3 duraznos, 1 taza de melocotón o 1 melocotón de 7 cm de diámetro, 1 taza de nectarín o 1 nectarín de 6 cm de diámetro, una guanábana pequeña, 2 albaricoques medianos, 2 ciruelas medianas o 1 taza de mora.

Opción de frutas de 20 por ciento de azúcar
(Hasta 1/2 taza)

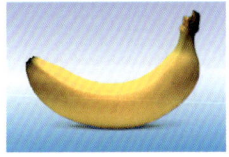   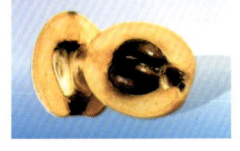   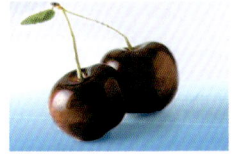

Cambur   *Níspero*   *Cerezas*

Si elige esta opción podrá comer por ejemplo 1 cambur pequeño, 1 níspero, 1/2 taza de cerezas o 12 unidades.

IDEAS PARA PREPARAR EL POSTRE DE FRUTAS

Como postre del almuerzo puede comer una sola o varias frutas mezcladas a modo de ensalada o cóctel de frutas; calculando las cantidades, sobre todo de las que tienen más azúcar. Veamos algunas ensaladas o frutas picadas que puede incluir:

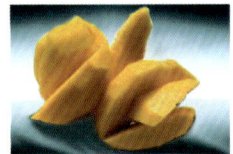   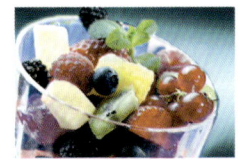   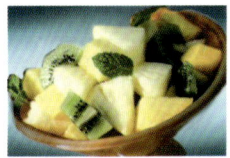

Lechosa o papaya picada   *Ensalada de piña, frambuesa y mora*   *Ensalada de piña*

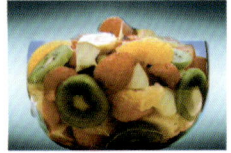   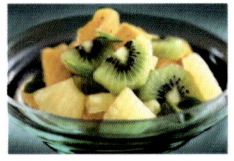   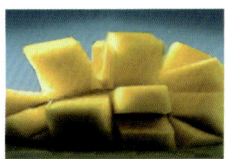

Ensalada de sandía, kiwi y lechosa   *Ensalada de piña, kiwi y lechosa*   *Mango en trozos*

IDEAS PARA PREPARAR JUGO DE FRUTAS

Puede tomar una ración de jugo. La cantidad de jugo en 1 ración dependerá del porcentaje del azúcar que tienen las frutas con las que lo elabore.

Jugos de frutas de 5 por ciento
(1 Ración o 2 vasos)

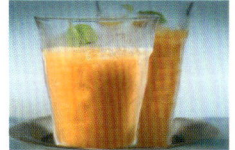
Jugo de melón amarillo

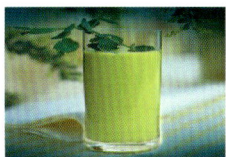
Jugo de melón verde

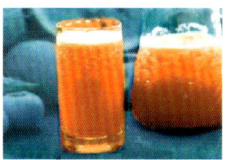
Jugo de sandía o patilla

Entre estos jugos elija 2 vasos de jugo de melón o de sandía.

Jugos de frutas de 10 por ciento
(1 Ración o 1 vaso)

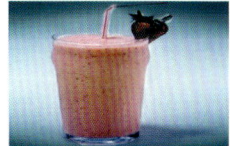
Frapé de fresa

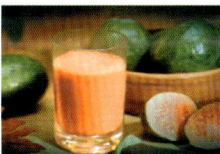
Jugo de guayaba

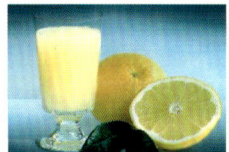
Jugo de toronja

De esta opción puede tomar un vaso de jugo de fresa al *frapé*, o 1 vaso de jugo de guayaba o de toronja como se muestra en los ejemplos. También opte por un vaso de jugo de parchita, de mandarina, o naranja.

Incluya agua, té, o café endulzado con edulcorante. Incluso puede tomar refrescos ligeros o endulzados con edulcorante.

ESQUEMA DEL ALMUERZO

PROTEÍNAS
3 r o 90 g   carne/pollo/pescado o queso blanco

VEGETALES
Vegetales grupo A
3 r   Ej. 3 tazas de acelgas, cebollín, lechuga, apio españa, tomates, hongos, pepino, espinacas, berro, endibia, coliflor, brócoli, palmitos, espárragos, repollo, alcachofas.
Vegetales grupo B
2 r   Ej.: 1 taza de zanahoria, auyama o calabaza, nabo, chayota, judías, vainitas, remolacha.

FRUTAS
1 r   Como postre del almuerzo y la cantidad dependerá del porcentaje de azúcar de la fruta:
Frutas 5 %   (2 tazas Ej. 2 tazas de sandía)
Frutas 10 %   (1 1/2 taza Ej. 3 mandarinas)
Frutas 15 %   (1 taza Ej. 1 manzana)
Frutas 20 %   (1/2 taza Ej. 12 uvas)

JUGO DE FRUTAS
1 r   la cantidad dependerá del porcentaje de azúcar de la fruta:
Jugo de fruta 5 %: 2 vasos Ej. de melón
Jugo de fruta 10 %: 1 vaso Ej. de naranja

UN EJEMPLO DEL ALMUERZO

PROTEÍNAS
3 r   90 a 100 g de carne guisada sin aceite

VEGETALES GRUPO 5 %
3 r   3 tazas (2 raciones) que se separarán en:
1 taza de brócoli + espárragos salcochados
+ 1 taza de ensalada: tomate y lechuga

VEGETALES GRUPO 10 %
2 r   Sopa elaborada con 1 taza de zanahoria + auyama

FRUTAS
1 r   1 1/2 taza de lechosa (10 % de azúcar) que será el postre

JUGO DE FRUTAS
1 r   1 vaso jugo de mandarina (1 r jugo 10 %)

r=Ración

Capítulo 10

LA CENA, LA MERIENDA Y ALIMENTOS PARA PICAR

Al atardecer comienzan a elevarse las hormonas que movilizan la grasa de reserva y son las responsables del adelgazamiento nocturno. Por ello, en este momento del día, es conveniente tener un balance negativo de alimentos, es decir, comer lo menos posible para obligar al organismo a movilizar los depósitos de grasa almacenada y promover de esa forma la pérdida de peso.

NO DEBE SENTIR HAMBRE

Las proteínas que ingirió en el desayuno deben mantenerlo sin hambre durante muchas horas; así que no debe sentir nada de hambre, incluso a la hora de la cena.

NO DEBE SENTIR DESEOS DE COMER HARINAS NI DULCES

La elevación sostenida de la serotonina, que producen los carbohidratos ingeridos en el desayuno, debe controlar su adicción. Por ello, los dulces y harinas no le deben resultar provocativos al tardecer.

Un pequeño excedente de alimentos en la cena o antes de dormir puede engordarlo o afectar sensiblemente su pérdida de peso.

Mientras menos alimentos consuma al atardecer y en las noches, más adelgazará durante el sueño nocturno.

ESCOGENCIA DE LOS ALIMENTOS DE LA TARDE Y NOCHE

Todos los alimentos que ingiera a partir de la hora del almuerzo (2 pm) hasta la mañana del día siguiente (incluyendo la cena, las meriendas, los bocadillos antes de dormir, todos los alimentos que incluya para picar, etc.) debe seleccionarlos entre las verduras y frutas de bajo contenido de azúcar que señalamos a continuación:

Frutas de 5 por ciento de azúcar	hasta 1 ración = 2 tazas
Frutas de 5 a 10 por ciento de azúcar	hasta 1 ración = 1 1/2 taza
Vegetales de 5 por ciento de azúcar	SIN LÍMITE
Vegetales de 5 a 10 por ciento de azúcar	hasta 2 raciones = 1 taza

Frutas de 5 por ciento de azúcar
(Hasta 1 ración = 2 tazas)

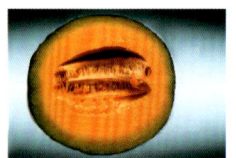 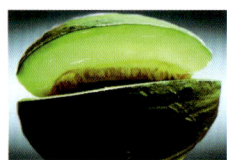 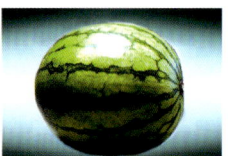

Melón amarillo   *Melón verde*   *Sandía o patilla*

Puede ingerir hasta 2 tazas de las frutas de 5 por ciento. Entre éstas podría comer hasta 2 tazas de melón amarillo o verde que equivale a 1/2 melón de 15 cm de diámetro o la misma cantidad de patilla o sandía.

Frutas de 10 por ciento de azúcar
(Hasta 1 ración = 1 1/2 taza)

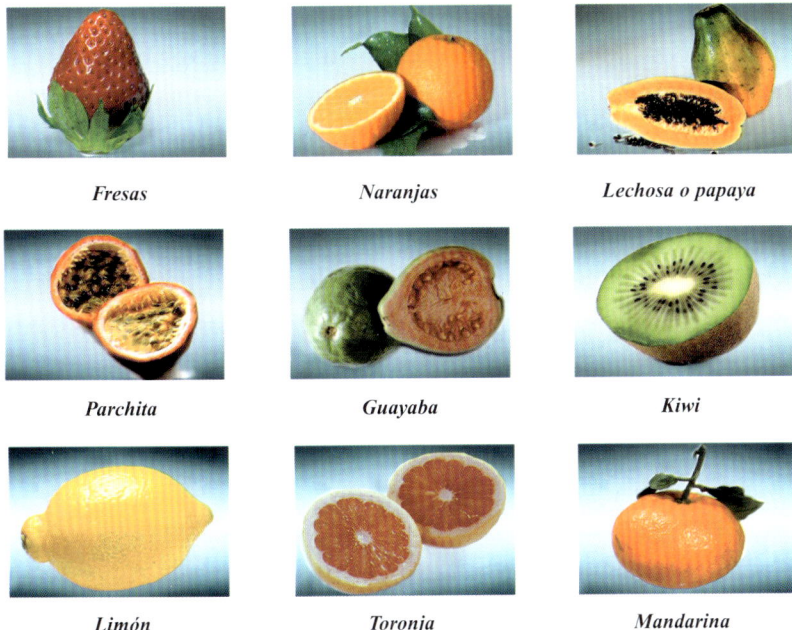

Fresas   *Naranjas*   *Lechosa o papaya*

Parchita   *Guayaba*   *Kiwi*

Limón   *Toronja*   *Mandarina*

En lo referente a las frutas de 5 a 10 por ciento de azúcar no deben sobrepasar 1 1/2 taza en el caso de las fresas, la lechosa y el kiwi. Si elige las otras frutas de ese grupo puede incluir el equivalente a 1 1/2 taza, por ejemplo 2 toronjas, 2 naranjas medianas de 6 cm de diámetro, 2 mandarinas, 2 guayabas, 2 parchitas o el equivalente a 1 1/2 taza de otros cítricos.

Puede consumir frutas enteras, cortadas, en jugo; sin excederse de la cantidad de frutas permitida.

Puede usar cualquier edulcorante pero no azúcar.

Vegetales de 5 por ciento de azúcar
(Sin límite)

Los vegetales de 5 por ciento señalados arriba no tienen límite de cantidad para su consumo. En otras palabras, puede comer todos los tomates que le provoquen y la cantidad que desee de palmitos, espárragos, pepinos, brócoli, coliflor, hongos. Lo mismo cuenta para los demás vegetales con menos de 5 por ciento de azúcar que encuentre en la Tabla 1.

Estos vegetales no lo engordarán; así que puede ingerirlos como bocadillos a media tarde, luego incluirlos en una sopa para la cena y más tarde, en la noche, puede comerlos en ensaladas y alimentos para picar antes de dormir, sin ningún límite de cantidad.

Vegetales de 5 a 10 por ciento de azúcar
(Hasta 2 raciones = 1 taza)

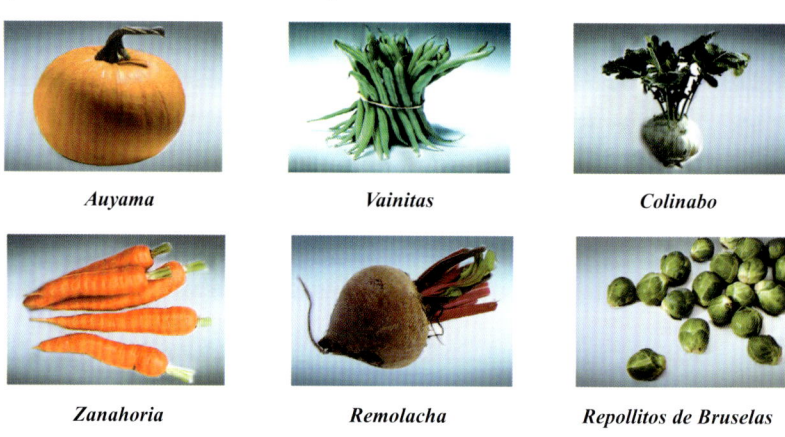

Auyama   *Vainitas*   *Colinabo*

Zanahoria   *Remolacha*   *Repollitos de Bruselas*

En el caso de los vegetales de 5 a 10 por ciento de azúcar puede consumir hasta 200 g de auyama, no más de 2 zanahorias medianas y un máximo de 1 taza de nabo, colinabo, remolacha, cebolla, chayota, repollitos de Bruselas o vainitas (1 taza de estos vegetales equivale a 2 raciones que puede sustituir por otra opción consultando la Tabla 1).

Las verduras pueden ser salcochadas o crudas. Prepárelas en sopa o ensaladas. Puede adicionarles ajo, pimienta, vinagre, limón, etc., pero sin agregar aceite ni mayonesa, cubitos u otras grasas.

La idea es que a media tarde ingiera frutas como melón, fresa, etc. Luego la cena puede consistir en una sopa de berro o de auyama, o una ensalada de tomates, pepinos y lechuga aderezada con limón y sal. El resto de la noche puede picar palmitos, hongos, espárragos, tomates, etc., sobre todo las verduras del grupo de 5 por ciento las cuales puede consumir sin límite.

Si desayunó de acuerdo a lo indicado en la dieta no sentirá hambre en la noche y al poder comer estos alimentos cumpliría con objetivos sociales o familiares, algo así como sentarse a la mesa y compartir con otros pero comiendo tan sólo sopa de verduras o una ensalada de Endibias con sal y limón.

Si desea adelgazar más rápido es preferible que de la lista permitida ingiera más vegetales y menor cantidad de frutas, pues aunque estas frutas contienen poco azúcar, siempre tienen más que los vegetales indicados.

SUGERENCIAS E IDEAS PARA INCLUIR LAS FRUTAS PARA LA CENA, LA MERIENDA Y PARA PICAR

Las frutas permitidas a partir de las 2 de la tarde tienen muy poco azúcar y son una alternativa refrescante en la merienda, en la cena y para picar antes de dormir. Puede ingerir estas frutas varias veces durante la tarde y en la noche a modo de bocadillos entre horas.

Trate de no excederse de las 2 tazas diarias en el caso de las frutas de 5 por ciento como el melón y la patilla o sandía y de no excederse de 1 taza en el caso de las frutas de 5 a 10 por ciento de azúcar, como las fresas, las naranjas, las parchitas, guayabas, mandarinas, otros cítricos y el kiwi.

Consulte siempre la lista de las frutas que están permitidas después del almuerzo, durante la tarde y noche. Esto le evitará que por equivocación consuma una fruta con demasiado azúcar, que le hará engordar después del mediodía. Puede alimentarse con frutas enteras o prepararlas en trocitos como un cóctel o ensalada de varias de las frutas permitidas, siempre sin excederse de la cantidad permitida.

Las frutas también pueden ser licuadas en batido o se pueden exprimir y tomarlas como un jugo. Agregue edulcorantes artificiales, nunca azúcar.

En seguida mostramos algunos ejemplos de la manera en que puede consumir estas frutas:

Frutas enteras

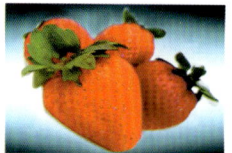
Fresas

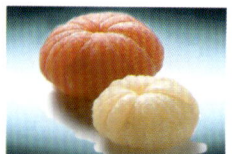
Frutas cítricas enteras

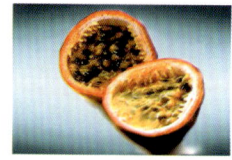
Parchitas

Puede comer las frutas permitidas enteras o en trozos, por ejemplo fresas, guayabas o parchitas.

Frutas picadas

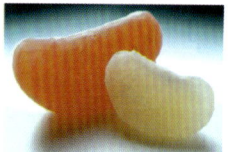
Gajitos de naranja y toronja

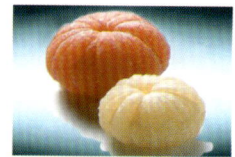
Bolitas de melón y frambuesa

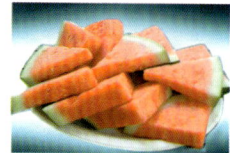
Patilla o sandía picada

Puede comerlas en ensalada o cóctel de frutas, por ejemplo naranjas en gajitos, o un cóctel de frutas con patilla, melón y fresas cortadas en trozos redondos, también elija sandía o patilla en trozos.

Jugos de frutas de 5 por ciento a 10 por ciento de azúcar

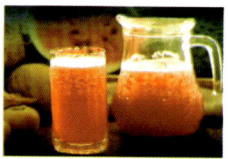
Jugo de sandía

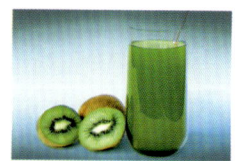
Jugo de kiwi

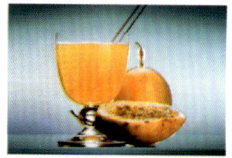
Jugo de parchita

Puede tomar hasta 2 vasos diarios durante la tarde y la noche. Consuma las frutas asignadas en jugos como el de naranja, sandía, guayaba o de otra fruta entre las que están permitidas para la tarde y la noche.

SUGERENCIAS E IDEAS PARA INCLUIR LOS VEGETALES ASIGNADOS PARA LA CENA, LA MERIENDA Y PARA PICAR

La mayor parte de los vegetales permitidos para la tarde y la noche no tienen límite de cantidad, con excepción de los vegetales de 5 a 10 por ciento de azúcar ¿no más de 1 taza). Estos alimentos no lo engordarán y le permitirán —sin aumentar de peso— cenar en forma ligera, así como picar diversos bocadillos entre horas, sobre todo en momentos de ansiedad.

RECUERDE
No debe adicionar grasas, aceites, mantequilla, ni mayonesa.

Los vegetales permitidos a partir del mediodía cómalos crudos, cocinados, sancochados, al vapor a la parrilla, etc. Puede aderezarlos con todas las especias como sal, ajo pimienta, mostaza, vinagre limón, siempre sin adicionarles grasas ni cubitos. (Vea en la Tabla 1 los condimentos permitidos sin límite de cantidad).

Con estos vegetales puede elaborar ensaladas, compotas, sopas o jugos; siempre dentro de las cantidades autorizadas.

Palitos de vegetales

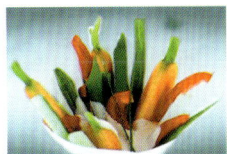
Palitos de vegetales variados

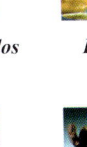
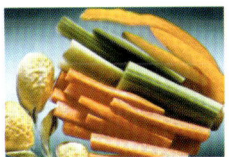
Palitos de zanahoria, célery y pimentón

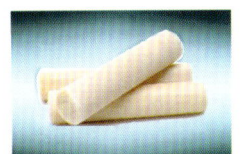
Palmitos

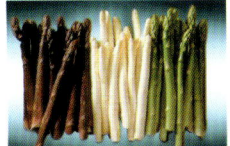
Palitos de espárrago

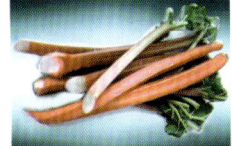
Tallos de ruibarbo

Palitos de puerro

Durante toda la tarde y en la noche puede «picar» vegetales en forma de palitos. Algunas alternativas se señalan como ejemplo: palitos de zanahoria o zanahorias enanas, con palitos de célery, apio España o puerro, también espárragos blancos, verdes o rojos así como tallos de ruibarbo.

Vegetales frescos recortados, en hojas y vegetales enanos.

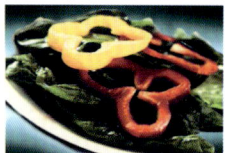
Pimentones recortados con espinacas

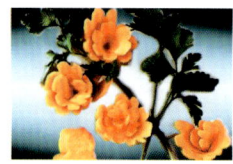
Zanahorias recortadas

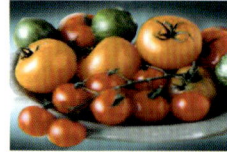
Tomates enanos

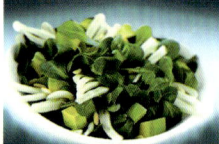
Acelgas, espinacas y puerros recortados

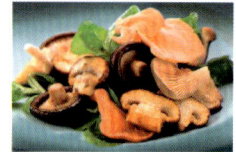
Hongos cortados

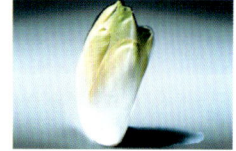
Endibia, zanahoria, repollo y célery

Muchos de los vegetales permitidos se pueden ingerir picados, recortados o en hojas y vegetales enanos. Por ejemplo, pimentones recortados con espinacas, zanahorias recortadas, tomates enanos, hojas de acelgas, espinacas y puerros, hongos cortados y hojas de endibia, repollo y célery.

Ensaladas de vegetales frescos

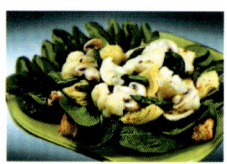
Acelgas, espinacas y hogos

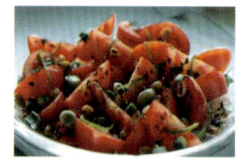
Tomate con alfalfa

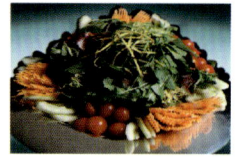
Berro, zanahoria, alfalfa, espárragos y tomates enanos

Puede comer ensaladas elaboradas con los vegetales autorizados prácticamente sin límite de cantidad, tanto en la merienda, como en la cena y antes de dormir. No lo engordan y le sirven para apaciguar deseos de picar.

Algunas de estas ensaladas pueden ser de acelgas y espinacas con hongos, tomates con alfalfa o ensaladas con berro, zanahoria, espárragos, alfalfa y tomates enanos. También de pepino, lechuga, tomate y cebolla.

Recuerde que puede aderezarlas con sal, ajo, limón, vinagre, mostaza, onoto, orégano u otras especies pero nunca agregue aceite.

Ensaladas con vegetales frescos y cocidos al vapor

Algunos de los vegetales asignados para la tarde y la noche puede ingerirlos cocinados al vapor o sancochados y combinarlos con otros vegetales frescos.

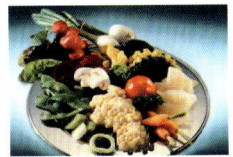
Brócoli y coliflor con tomates enanos

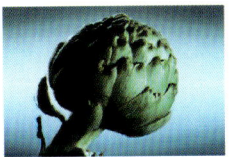
Alcachofas cocidas rellenas con rábanos

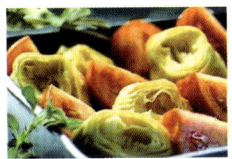
Alcachofas cocidas con tomates

Como ejemplo de este tipo de ensaladas tenemos una ensalada de brócoli, coliflor y vainitas al vapor con tomates enanos. También alcachofa cocida rellena de rábanos frescos o alcachofas cocidas con tomates.

Vegetales cocidos

Puede optar por vegetales cocidos al vapor u horneados e ingerirlos calientes o fríos.

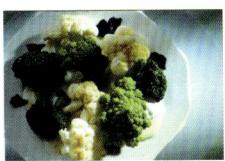
Brócoli con cebolla cocidos

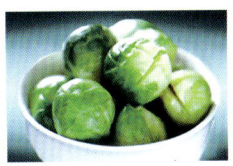
Repollitos de Bruselas sancochados

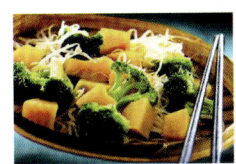
Auyama, brócoli y alfalfa cocidos

Algunos de estos vegetales cocidos podrían ser brócoli al vapor; repollitos de Bruselas sancochados, auyama con brócoli y alfalfa cocidos.

Puede aderezarlos con ajo, sal, limón, curry, jengibre y otras especies, pero no agregue aceite ni mayonesa.

Vegetales rallados

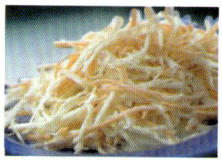
Zanahoria y repollo

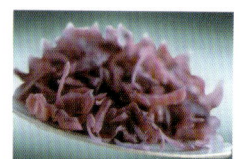
Repollo morado

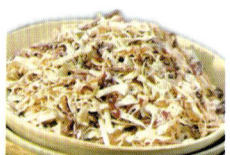
Repollo blanco con repollo morado

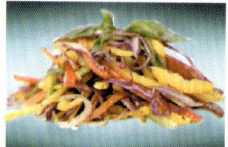
Vainitas y pimentón

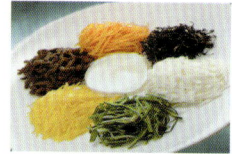
Vegetales chinos rallados

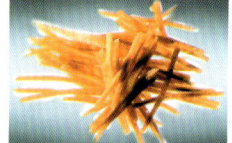
Zanahoria rallada

Puede optar por ensaladas elaboradas con vegetales rallados como la de repollo con zanahoria o de repollo morado y repollo blanco. También podría incluir vainitas con pimentón o vegetales chinos.

Sopa de vegetales

Aliméntese con los vegetales permitidos en sopa o crema. Se recomienda esta opción para la cena, pues al ser caliente se hace más placentero aunque sólo esté ingiriendo vegetales.

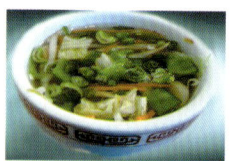
Sopa de calabacín y repollo

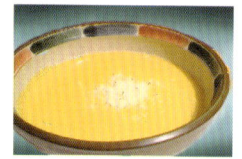
Sopa de auyama y zanahoria

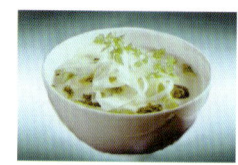
Sopa de célery

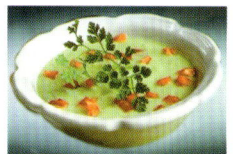 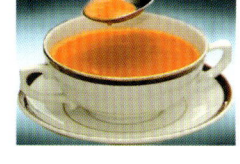 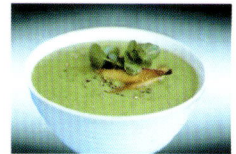

Sopa de espárragos   *Sopa de tomate*   *Sopa campesina*

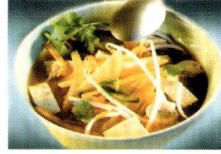 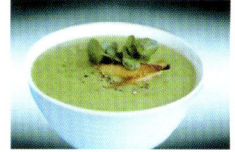 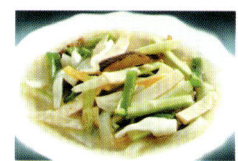

Sopa de alfalfa   *Sopa de berro*   *Sopa de vegetales chinos*
y zanahoria y puerro

Algunas de las opciones de sopa que puede comer son la sopa de calabacín con repollo, zanahoria y tomate, de auyama, de célery, de espárragos, de tomates, de vegetales mixtos, de zanahoria, alfalfa y puerro, de berro y también sopa de vegetales chinos.

Recuerde que la sopa no debe tener aceite, leche, harinas, ni ningún aditivo que engorde.

También pueden beber sin límite, agua, té y café; pero sin leche y azúcar, así como refrescos con edulcorante artificial.

OTROS CONSEJOS RELACIONADOS CON LA CENA, LA MERIENDA Y LOS ALIMENTOS PARA PICAR

La idea es que a media tarde ingiera frutas, melón, fresa, etc., y en la cena una sopa de berro o de auyama y zanahoria o una ensalada de tomates, pepinos y lechuga aderezada con limón y sal. El resto de la noche puede picar palmitos, hongos, espárragos, tomates, etc., sobre todo las verduras del grupo 5 por ciento, cuyo consumo es sin límite por su bajo contenido de azúcar.

Procure mantener preparados algunos de los vegetales y de las frutas permitidas. Es conveniente que todos los alimentos para picar y cenar estén listos para comer y a la vista. Esto le facilitará picar las frutas y los vegetales asignados y le ayudará a no llevarse a la boca una galleta de soda u otro alimento rico en azúcares, que siempre están más accesibles en los momentos de ansiedad.

Agregue a las frutas y a los vegetales de la tarde aderezos como ajo, pimienta, vinagre, limón, etc., pero sin aceite ni mayonesa, cubitos u otras grasas.

Observe que los vegetales de 5 por ciento no tienen límite de cantidad y puede distribuirlos tanto en la tarde como en la noche y a su gusto.

No debe ingerir harinas ni refinadas ni integrales, ni pan, ni cereales, ni galletas integrales pues tienen mucho azúcar. Tampoco, arroz, ni papas, ni tacos, ni arepas, ni cereales, ni cotufas, ni granola, ni granos, todo esto se considera vedado en este momento del día.

Procure cenar sentado a la mesa junto con su familia.

Acuéstese lo antes posible pensando en el desayuno de mañana. Cuando se levante, debe pesarse, anotar el peso y comer enseguida.

RECUERDE

Mientras menos alimentos ingiera al anochecer tanto más acelerado será su adelgazamiento.
En la mañana, al despertar, podrá ingerir las harinas y los dulces que le provocaban en la noche.
En la mañana estos alimentos no lo engordarán y se transformarán en energía.
¡Vale la pena!

TENGA PRESENTE

Una pequeña ración de harinas en la noche produce una enorme respuesta de la insulina; por lo tanto, esa noche en vez de utilizar su grasa de reserva como combustible, usará la harina que ingirió y no adelgazará.
Los dos objetivos centrales de la dieta son controlar el hambre y la adicción:
Si siente hambre en la noche, significa que las proteínas que ingirió en la mañana eran deficientes y debe procurar incrementarlas en la mañana siguiente.
Si no es hambre lo que siente, sino que en la tarde o en la noche le provoca una galleta de soda, un dulce, un pan u otra harina; aunque no la ingiera, el sólo deseo de comerla indica que le faltaron los carbohidratos y las golosinas en el desayuno.

ESQUEMA DE LA CENA, MERIENDA Y DE LOS ALIMENTOS PARA PICAR

Verduras de 5 %:	Sin límite
Verduras de 10 %:	hasta 2 raciones o 1 taza
Frutas de 5 %:	hasta 1 ración o 2 tazas
Frutas de 10 %:	hasta 1 ración o 1 1/2 taza

UN EJEMPLO DE CENA, MERIENDA Y DE LOS ALIMENTOS PARA PICAR

Verduras de 5 %:	Sopa de berro, acelgas y espinacas (sin límite) Ensalada de repollo y pimentón (sin límite) Hongos sancochados (sin límite)
Verduras de 10 %:	1 taza o 1 zanahoria rallada (2 raciones)
Frutas de 5 %:	2 tazas de melón (1 ración)
Frutas de 10%:	1 1/2 taza o 2 naranjas en jugo (1 ración)

OTRO EJEMPLO DE CENA, MERIENDA Y DE LOS ALIMENTOS PARA PICAR

Verduras de 5 %:	Hongos aderezados con ajo y limón (sin límite) Ruedas de tomate y pepino (sin límite)
Verduras 10 %:	Sopa de auyama y zanahoria (2 raciones)
Frutas de 5%:	2 tazas de sandía (1 ración)
Frutas de 10%:	1 vaso de jugo hecho con 3 mandarinas (1ración)

Capítulo 11

LA CENA DE EMERGENCIA

La cena de emergencia está ideada sobre todo para aquellos que ocasionalmente sienten hambre en la noche, para los que tienen un compromiso social o una cena de negocios.

También para los adolescentes y niños en crecimiento que deben comer alguna proteína en la noche.

Pero sobre todo está destinada a aquellos pacientes que perciben que la dieta es muy agresiva, los que dicen que «comen pura hierba en la cena».

Esto es importante, pues al principio, mientras rebajan rápido ven retribución a su sacrificio, pero luego ya no le ven sentido. En estos casos, de vez en cuando deben agregar una proteína a la dieta, esto frenará un poco la velocidad del adelgazamiento, pero es preferible hacerla dieta menos heroica que correr el riego de que la abandone.

De todas formas cuando ya esté delgado, la dieta de mantenimiento siempre incluirá alguna proteína en la cena.

Es preferible en algunos casos que la dieta sea menos estricta pero que el paciente pueda adoptarla como su forma cotidiana de vivir. Esto precisamente es lo que permitirá que sea delgado para siempre.

ALGUNAS OPCIONES PARA LA CENA DE EMERGENCIA

Además de las frutas y verduras permitidas, podría adicionar una pequeña cantidad de proteínas (1 ración) de carne, pollo, pescado, queso o leche. Esto equivale a unas dos rebanadas de queso blanco o 30 g de queso *mozzarrela*, 30 g de carne, pollo o pescado.

Estas proteínas pueden acompañar a los vegetales y frutas autorizadas en la tarde y la noche. La cena de emergencia también consistiría en un vaso de leche o yogurt natural endulzado artificialmente.

Queso

Puede añadir queso a los vegetales permitidos para la cena; preferiblemente queso blanco, *mozzarella*, paisa, llanero u otro bajo en grasa.

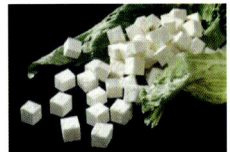
Cuadritos de queso blanco

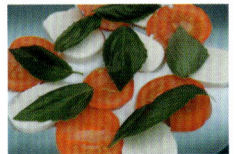
Capressa

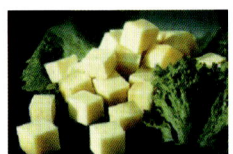
Cuadritos de queso amarillo

Señalamos algunos ejemplos como cuadritos de queso blanco o amarillo con lechuga. Además escoja queso *mozzarella* con acelgas y tomates o *mozzarella* con tomates al estilo de la ensalada *capressa*.

Carne, pollo, pescado o pernil

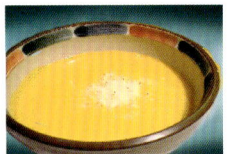
Sopa de vegetales con pollo

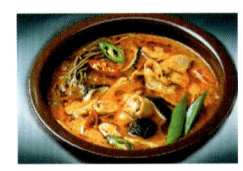
Sopa de vegetales con pulpo

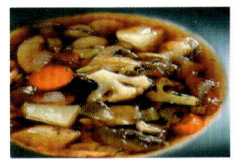
Consomé de carne con vegetales

Otra cena de emergencia consiste en agregar a la sopa de vegetales permitidos una pequeña ración de proteínas de pollo, carne, pescado o mariscos.

Sería una especie de caldo o sancocho, pero sin incluir papas, tallarines u ocumo. Es decir, sin los aditivos y harinas que engordan. De esta forma la sopa toma más sabor y es una buena opción especialmente para los adolescentes y niños que están en dieta. Por ejemplo una sopa de vegetales con pollo o con pulpo o de vegetales mixtos con carne.

También puede combinar derivados del pollo, carne o pescado con ensalada de vegetales crudos.

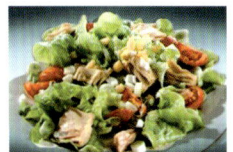
Ensalada con atún

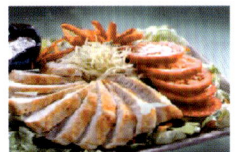
Pechuga de pollo con ensalada

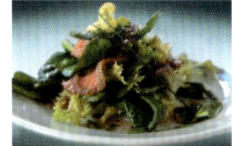
Roast beef con ensalada

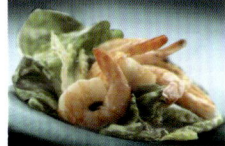
Langostinos con lechuga

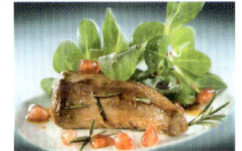
Ternera con ensalada fresca

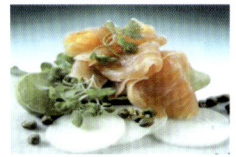
Salmón con cebolla y hojas verdes frescas

Podría ser una ensalada fresca con atún o con pechuga de pollo con *roast beef* o con langostinos. Otra cena de emergencia sería carne de ternera u otra clase de carne magra con ensalada.

Considere el salmón o *sashimi* con cebolla y la ensalada fresca de hojas verdes.

Puede combinar vegetales cocidos con pavo, pollo o pernil.

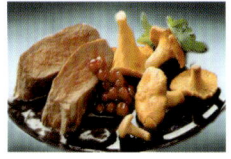
Lomito con hongos

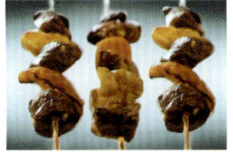
Pinchos de carne

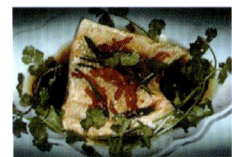
Filete de pescado con berro

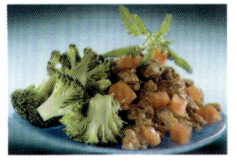 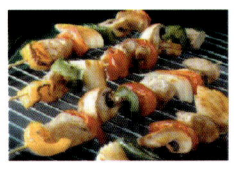 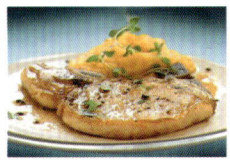

Carne en salsa con brócoli   *Pinchos de pollo*   *Pernil magro con auyama*

Algunos ejemplos serían lomito con hongos cocidos, pinchos de carne con pimentón y cebolla. Filete de pescado con berro o carne magra en salsa con brócoli al vapor. Podrían ser pinchos de pollo con auyama cebolla y pimentón o pernil magro con auyama.

Leche o yogurt con frutas

La cena de emergencia también puede consistir en 1 vaso de yogurt o un vaso de leche con las frutas permitidas. Todos sin azúcar o con edulcorante artificial.

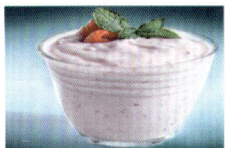 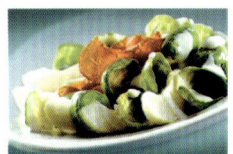 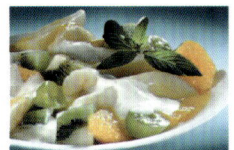

Fresas con yogurt   *Ensalada de pimentón con yogurt*   *Yogurt con frutas tropicales*

Por ejemplo fresas con yogurt natural o ensalada de pimentón o frutas tropicales con yogurt natural. También batidos de leche descremada con melón u otra fruta permitida.

RECOMENDACIONES

No conviene agregar aceite en la cena de emergencia. Sin embargo, cuando la se deba a una invitación a cenar o un compromiso social, excepcionalmente las proteínas podrían tener alguna pequeña cantidad de grasa en su preparación.

Lo que sí es preciso recordar es que si le ofrecen arroz, papas o pan, no los ingiera, pues estos alimentos engordan mucho cuando los incluye en las noches y podría aumentar de peso.

Si a pesar de haber consumido la cantidad de proteínas permitidas en la cena de emergencia continúa con hambre, podría consumir una cantidad adicional de proteínas, pero nunca harina, pan, galletas, pasta, arroz o cereales. Nada que tenga el menor parecido a un carbohidrato.

Si se encuentra en un sitio donde sólo puede adquirir sándwiches, entonces coma sólo el queso y el jamón, pero nunca el pan. Lo mismo, si asiste a una parrilla puede comer carne pero no la yuca ni las papas.

Los días que haga la cena de emergencia no adelgazará nada o muy poco, pero tampoco engordará; mientras que si ingiere una harina aumentará de peso y es lo peor que le puede ocurrir, pues esto va en dirección contraria a sus objetivos.

La cena de emergencia no sólo le soluciona los compromisos sociales sino que también mitiga el hambre ocasional que pueda sentir en la noche. Sin embargo, si todas la noches siente hambre, esto indica que su desayuno esta deficiente en proteínas, que su dieta está fallando y debe incrementar la cantidad de queso, pavo, leche y otras proteínas en la mañana siguiente. No olvide que el control del hambre es el mayor aliado de su éxito, es lo que perpetúa su adelgazamiento.

MUY IMPORTANTE

Su dieta debe aportar energía durante todo el día y controlar tanto el hambre como la adicción a las harinas.

Si en las noches siente hambre no importará ni cuanto ni qué tan rápido está adelgazando; pues con seguridad llegará el día en el que no resistirá más el hambre. Será entonces cuando comerá algo indebido y volverá a engordar.

Lo mismo ocurrirá si en las noches siente deseos de comer pan o un dulcito. En un momento dado no soportará la tentación, se verá obligado a comer carbohidratos y engordará de nuevo.

NUNCA CONFÍE EN SU VOLUNTAD

La voluntad puede variar y depende de su estado de ánimo. Nadie puede aguantar hambre ni deseos de comer harinas por setenta años. La dieta tiene que funcionar independientemente de su estado emocional.

La dieta estará cumpliendo con sus objetivos cuando aún sin tener una voluntad férrea, no percibe la sensación de hambre al anochecer y cuando en este horario ve con indiferencia las harinas y los dulces.

De esta forma no sólo será delgado, sino que nunca más volverá a engordar.

ESQUEMA DE LA CENA DE EMERGENCIA

PROTEÍNAS
1 ración o 30 g de carne/pollo/pescado/queso

VERDURAS
Verduras 5 %: Sin límite
Verduras 10 %: hasta 2 raciones o 1 taza

FRUTAS
Frutas de 5 %: hasta 1 ración o 2 tazas
Frutas 10 %:   hasta 1 ración o 1 1/2 taza
Puede tomar también sin límite, agua, té, café sin leche y sin azúcar

UN EJEMPLO DE CENA DE EMERGENCIA

PROTEÍNAS
1 ración o 30 g de carne a la parilla

VERDURAS
Verduras de 5 %: sopa de acelgas y espinacas
(Sin límite)
Verduras de 10 %: auyama salcochada (1 taza)

FRUTAS
Frutas de 5 %: 2 tazas de patilla (1 ración)
Frutas de 10 %: 1 1/2 taza o 3 parchitas (1 ración)

OTRO EJEMPLO DE CENA DE EMERGENCIA

PROTEÍNAS
1 ración o 30 g de filete de pescado sin aceite

VERDURAS
Verduras de 5 %:   sopa de hongos (Sin límite)
Verduras de 10 %: 1 taza de vainitas y zanahoria salcochada

FRUTAS
Frutas de 5 %: 2 tazas de melón (1 ración)
Frutas de 10 %: 1 1/2 taza o 20 fresas (1 ración)

Capítulo 12

DIETA DE MANTENIMIENTO ACOPLADA A LOS RITMOS NATURALES

Si su dieta le da bienestar, energía y además controla el hambre y la adicción; puede pasar a ser su forma cotidiana de alimentarse y esta es la mayor garantía de que será delgado para siempre. Se comprende que de nada sirve adelgazar si al final se retorna hacia la obesidad. Este es el punto clave de todas las dietas.

LA DIETA DEBE PASAR A SER SU FORMA COTIDIANA DE ALIMENTACIÓN

Al practicar por unos meses la dieta de los ritmos naturales o dieta circadiana, observará que ha adquirido una forma de alimentarse con la que no siente hambre, controla sus impulsos hacia los carbohidratos, tiene energía a lo largo del día y una capacidad intelectual excelente.

La mayoría de las personas que han adelgazado con la dieta de los ritmos naturales o dieta circadiana nunca omiten el desayuno. Se dan cuenta de que al descartarlo vuelven a sentirse débiles y hambrientos todo el día y que además engordan con gran facilidad.

De tal forma que el desayuno con abundantes proteínas pasa a ser un hábito y la cena un mero formalismo; ésta ya no es la urgencia de comer por hambre, angustia y glotonería, como ocurría en el pasado. Así pues podríamos plantear dos posibles dietas de mantenimiento.

DIETA DE MANTENIMIENTO A

Consiste en el mismo desayuno de la dieta; al almuerzo se le podría adicionar una ración nutricional de harinas, como por ejemplo 1 taza de arroz o papas, o 1 rebanada de pan; la cena podría ser similar a la que hemos denominado la cena de emergencia. Es decir, que en la tarde y en las noches, además de las frutas y verduras permitidas en la dieta, podría agregar unas 2 raciones o 90 g de proteínas.

De esta forma no engordará ni adelgazará y mantendrá su peso en forma indefinida.

Sólo recuerde que nunca debe disminuir el desayuno pues este es el que acelera el metabolismo, le da fortaleza y controla el hambre y la adicción.

DIETA DE MANTENIMIENTO B

Es la preferida por la mayoría. Se fundamenta en hacer la dieta circadiana o de los ritmos naturales ya descrita por seis días de la semana, comiendo en las noches, las frutas y verduras permitidas y agregando de vez en cuando una proteína en la noche, así como la cena de emergencia.

Una vez por semana estaría permitido cenar todo lo que a uno le provoque, puede ingerir dulces, pastas, arroz. Puede ir a cenar a su restaurante predilecto, degustar platos exquisitos. Probablemente en esa noche engordará un kilo, pero durante los subsiguientes días adelgazará con mucha facilidad ese kilo recién adquirido. Este tipo de dieta de mantenimiento le permite asistir a cenas sociales y de negocios una vez por semana y conservar su peso.

CONTROLE SU PESO TODOS LOS DÍAS

Todas las mañanas al despertar debe pesarse, esto lo ayudará mucho a controlar su peso. Si no lo hace, se autoengaña, pues no se dará cuenta de que engordó sino cuando tenga unos cuatro kilos más.

Cuando observe que subió dos kilos se pone en alerta, ajusta su dieta a los ritmos naturales y enseguida vuelve a adelgazar ese excedente. Siempre es más fácil bajar uno o dos kilos que cuatro o cinco. Controlar su peso le facilitará mantenerse delgado.

Capítulo 13

LA DIETA DE LOS RITMOS NATURALES PARA MEJORAR LA FERTILIDAD

Un 85 por ciento de los problemas de infertilidad se deben al síndrome de ovario poliquístico (PCOS), que como ya se explicó es provocado por resistencia a la insulina. Para mejorar la fertilidad es prioritario corregir el metabolismo de los azúcares.

La insulina estimula la producción de testosterona en el ovario poliquístico y esto produce acné, seborrea, exceso de vello corporal o hirsutismo, pigmentación de las axilas y cuello, caída del cabello, fallas de ovulación e irregularidades menstruales que agravan aún más la resistencia a la insulina.

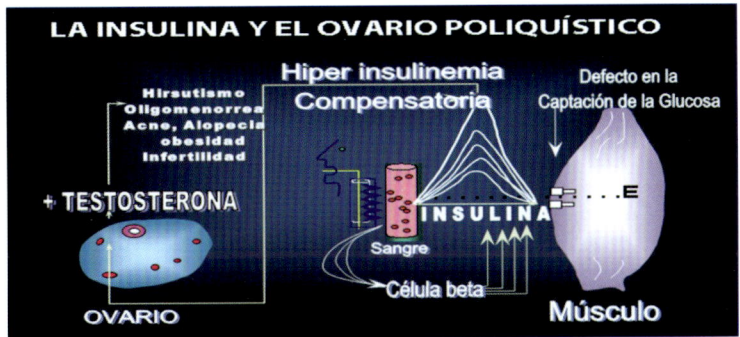

Estas pacientes engordan con mucha facilidad y cuando engordan, los síntomas empeoran. Es por ello muy importante que tengan un método que les facilite la delgadez de por vida.

AL ADELGAZAR SE CONTROLA EL OVARIO

Muchos estudios, incluyendo los nuestros, demuestran que cuando estas pacientes adelgazan se corrige la resistencia a la insulina, se aminoran las elevaciones de insulina en respuesta a los carbohidratos y ocurre una rápida mejoría de todos los síntomas. Disminuye la caída del cabello o el exceso de vellos o hirsutismo, los vellos se adelgazan, dejan de salir nuevos y luego caen los vellos más viejos; también mejora el acné. Las menstruaciones vuelven a ser regulares y tanto la ovulación como la fecundación, así como las posibilidades de implantación del embrión en el útero se corrigen en forma significativa. Esto es tan crucial que muchas de estas pacientes apenas bajan unos kilos y logran con sorprendente facilidad el embarazo.

ADICTAS A LOS CARBOHIDRATOS

Para las afectadas de ovario poliquístico, ser delgadas es crucial; sin embargo, ellas no pueden hacer cualquier dieta porque además de que engordan con gran facilidad, sus excesivos niveles de insulina llevan implícita una adicción a los carbohidratos. Esto ocurre porque la resistencia a la insulina produce desniveles muy acentuados del serotonina cerebral.

Este mediador antidepresivo se encuentra muy elevado en las mañanas y les ocasiona un gran rechazo al desayuno. Mientras que en las tardes —como ya se explicó—, la serotonina desciende en forma acentuada y esto les produce angustia y tristeza; al tiempo que se incrementan sus impulsos adictivos hacia los dulces, chocolates y otras harinas.

LA DIETA PARA INCREMENTAR LA FERTILIDAD

Como en al dieta de los ritmos circadianos para obesos las mujeres con problemas de fertilidad ameritan un método que controle el hambre, aporte energía, acelere el metabolismo y que además controle la adicción a los carbohidratos que las caracteriza.

Ingerir más proteínas al despertar

Para lograr todos estos objetivos, es preciso vencer la aversión por los alimentos que sienten estas pacientes al despertar. Es crucial aumentar la ingesta de proteínas como pavo, leche en el desayuno.

Cuando se consumen proteínas en el desayuno se controla el hambre a largo plazo, aumenta la fuerza muscular y el alerta, pero sobre todo como aceleran el metabolismo permiten un adelgazamiento rápido a la vez que evitan el retorno del sobrepeso.

Las harinas se deben incluir principalmente en el desayuno

En ese momento del día las harinas no engordan pues la insulina las conduce a los músculos. Se deben tomar en cuenta en el desayuno sobre todo aquellos carbohidratos que más le provocarían en las horas de la tarde.

Los dulces deben ser ingeridos en el desayuno porque mantienen la serotonina elevada a lo largo del día y evitan su descenso al atardecer. Así controlará la adicción por los dulces y en las tardes ya no le parecen tan atractivos. La insulina funciona muy mal al acercarse la noche y en respuesta a las harinas se eleva mucho más que en las mañanas, por ello no debería ingerir harinas ni dulces después del mediodía.

Si evita las harinas en la noche mejora la fertilidad

Al omitir el consumo de carbohidratos a partir del mediodía, lo niveles de insulina permanecerán bajos durante toda la tarde y en la noche. Al evitar los ascensos de insulina no permitirá que afecte su ovulación ni la implantación.

Los medicamentos como la metformina mejoran la sensibilidad a la insulina, aminoran sus elevaciones en respuesta a los azúcares y harinas, lo cual también incrementa la fertilidad.

Sin embargo los medicamentos sólo funcionan cuando la dieta facilita el adelgazamiento y corrige el metabolismo azucarado.

Prefiera los carbohidratos o harinas con bajo índice glicémico

Todas las harinas y azúcares incluyendo bebidas, alimentos naturales y procesados producen una elevación de los niveles sanguíneos de glucosa e insulina que puede ser medida con precisión y es lo que se conoce como el índice glicémico. Esta respuesta glicémica o índice glicémico (IG) se mide con valores de 0 a 150 (Tabla 2 o Tabla de índices glicémicos).

Los carbohidratos que se digieren y absorben rápidamente son los que tienen el índice glicémico más alto. Al ingerirlos, los niveles de azúcar e insulina en la sangre se elevan rápidamente y por ello resultan desfavorables para la fertilidad.

En tanto que los carbohidratos con índice glicémico bajo, se digieren más despacio y liberan gradualmente la glucosa hacia el torrente sanguíneo; producen una lenta y paulatina elevación del azúcar y de la insulina. Por ello son considerados más favorables.

Cuando la dieta es rica en carbohidratos de IG alto o desfavorable, las bruscas elevaciones de la glucosa y de la insulina estimulan en el ovario la producción de testosterona que afecta la ovulación, la fecundación y la implantación. La mayor producción de insulina también estimula la *lipogénesis* o el almacenamiento de grasa. En tanto que si en la dieta incluimos carbohidratos favorables o de índice glicémico bajo, los niveles de azúcar e insulina se mantendrán más estables; esto controlará el hambre y facilitará la pérdida de grasa. Así mismo disminuirán los niveles de testosterona y no se afectará la fertilidad.

El contenido de fibra de un alimento disminuye su índice glicémico, así como otros factores, como la adición de proteínas y grasas a los carbohidratos.

Mientras más proteínas tenga el desayuno, más lenta será la asimilación de las harinas y se prolongará por más horas la saciedad.

El pan blanco, las papas y la miel, son entre los carbohidratos los de mayor índice glicémico, inclusive mayor que el azúcar de mesa o sacarosa. Así que es preferible consumir panecillos de maíz o arepas.

Consulte la Tabla 2 o Tabla de índices glicémicos y seleccione las harinas y carbohidratos más favorables.

Las harinas no afectan la fertilidad en las mañanas

Sea cual sea la harina que decida comer, su ingestión en la mañana produce menores elevaciones de insulina y glucosa que durante la noche.

Pocas semanas después de iniciada la dieta —si además elige los carbohidratos con bajo IG, y evita ingerir harinas en las noches— observará cómo los síntomas del ovario poliquístico disminuyen con rapidez.

Capítulo 14

LA DIETA DE LOS RITMOS NATURALES PARA CONTROLAR LA DIABETES

La dieta juega un papel protagónico tanto en la diabetes juvenil como en la que comienza en el adulto (95 por ciento de los diabéticos). En ambos tipos de diabetes la glucosa o azúcar sanguíneo se encuentra anormalmente elevado. La diferencia está en que en la diabetes juvenil, el páncreas no produce insulina; mientras que en la diabetes del adulto, existe un defecto a nivel de las células musculares que bloquea la acción de la insulina e impide que las células musculares capten la glucosa de la sangre.

En la diabetes juvenil es indispensable administrar insulina, en tanto que en la diabetes del adulto el tratamiento consiste en medicamentos que facilitan la acción de la insulina. En ambos tipo de diabetes la dieta juega un papel primordial; de hecho, sin un cambio nutricional, no es posible el control de la diabetes. En líneas generales la dieta no difiere mucho de la dieta que hemos explicado para perder peso, sin embargo hay aspectos que necesitan un mayor énfasis.

SI ADELGAZA CONTROLARÁ MEJOR LA DIABETES

Perder peso es un elemento fundamental, pues en la obesidad las células de grasa liberan ácidos grasos libres que afectan los receptores de insulina y la captación muscular de la glucosa sanguínea.

Al adelgazar la insulina funciona mejor; facilitando la entrada de la glucosa sanguínea a las células, lo que disminuye los niveles sanguíneos de glucosa. La pérdida de peso es tan importante que pudiese inclusive revertir la diabetes del tipo 2 y favorecer un control adecuado de la diabetes juvenil con menores dosis de insulina.

PREFIERA LOS CARBOHIDRATOS O HARINAS CON BAJO ÍNDICE GLICÉMICO

Los carbohidratos con índice glicémico más alto elevan rápidamente los niveles de azúcar e insulina en sangre y resultan desfavorables para los diabéticos.

En tanto que los carbohidratos con índice glicémico bajo producen una lenta y paulatina elevación del azúcar y de la insulina y por ello considerados más favorables

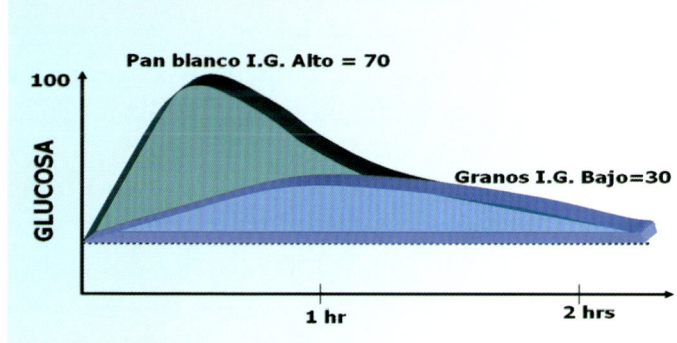

El índice glicémico (IG) del pan y de los granos

Así como para las mujeres con problemas de infertilidad el pan, las papas, la miel y las galletas de soda resultan desfavorables para los diabéticos.

En tanto que los carbohidratos con índice glicémico bajo, como los granos, lentejas, arvejas, maíz integral, avena integral, inclusive el chocolate, se digieren y absorben más despacio y son considerados más favorables (consulte la Tabla 2 de índices glicémicos).

DISMINUYA EL CONSUMO DE AZÚCAR

No use azúcar común... Si está acostumbrado a añadir azúcar a sus bebidas, cámbielo por un edulcorante artificial que no tenga calorías como el aspartame (*Nutrasweet*) o sacarina.

Evite comer miel, jalea, mermelada, caramelos, gelatina regular y pasteles dulces. En vez de comer fruta envasada en almíbar, elija frutas frescas o frutas envasadas en agua o jugos naturales.

Beba sólo refrescos de dieta. Una lata de gaseosa regular de unos 360 cc contiene el equivalente a nueve cucharaditas de azúcar.

AUMENTE EL CONSUMO DE FIBRA

La fibra es la parte de los alimentos vegetales que el cuerpo no puede digerir. La fibra alivia la constipación, disminuye el colesterol, y aparentemente retrasa la velocidad de la digestión de los carbohidratos; es decir, reduce las elevaciones de la glucosa sanguínea inducidas por ellos. De esta manera, la fibra de los alimentos ayuda a controlar la diabetes.

Consuma alimentos integrales y verduras crudas o cocidas. Sustituya los jugos de fruta por frutas frescas. Pruebe ciertos alimentos altos en fibra como cebada, trigo integral, arroz integral, frijoles, lentejas y arvejas.

INGIERA MENOS GRASAS

Ambos tipos de diabetes, no sólo producen una elevación del azúcar sanguíneo sino que también contribuyen con el aumento del colesterol y los triglicéridos a la vez que producen un descenso del colesterol protector o HDL-colesterol.

Este cuadro lipídico contribuye con el riesgo cardiovascular de los diabéticos. Por estas razones en los diabéticos además del control del azúcar es importante disminuir la ingesta de grasas y alimentos las elevan en la sangre. El objetivo es mantener unos niveles de colesterol menores de 200 mg/dl, unos niveles de triglicéridos inferiores a los 150 mg/dl y los niveles de HDL colesterol deben ser mayores de 40 mg/dl. (Revise la Tabla 4 de niveles normales de laboratorio)

El colesterol es un tipo de grasa que se encuentra sobre todo en los productos animales (carnes, piel del pollo, yemas de huevo, mariscos, queso amarillo, mayonesa, tocineta, manteca, etc.). Es recomendable sustituir estos alimentos y preferir pollo o pescado, clara de huevo y demás permitidos. Cuando coma carnes rojas elija las que contienen menos grasa.

Evite agregar grasas, elimine la piel del pollo y la grasa de la carne antes de cocinarla. ¡Cuidado con las salsas!, generalmente contienen mucha grasa. Use un *spray* o una sartén con teflón. No añada harina o pan rallado cuando cocina carnes y sustitutos. Trate de sacar la grasa que está visible antes y después de cocinar. Hornee o ase la carne en vez de freírla.

En la diabetes, la glucosa no se convierte en energía sino en triglicéridos. Por esta razón, para disminuir sus niveles es fundamental evitar el consumo de carbohidratos, dulces y harinas, sobre todo en las horas nocturnas cuando elevan más los triglicéridos.

Elimine de su dieta la tocineta, los chorizos, salchichas, manteca, margarina, aderezos de ensaladas y grasa de cerdo. Restrinja el consumo de queso amarillo, crema agria, crema de leche y otros productos lácteos con alto contenido de grasa. Sustituya la leche entera por leche descremada o yogurt descremado.

DISMINUYA EL SODIO

No añada sal a la comida cuando cocine y trate de acostumbrarse a no llevar un salero a la mesa para no agregar sal extra. Disminuya el consumo de comidas altas en sodio como sopas enlatadas, jamón, embutidos y encurtidos. Los alimentos que tienen un sabor muy salado tienen mucho sodio. Coma menos cantidad de alimentos preparados, y evite los restaurantes de comida rápida.

ALCOHOL

El alcohol puede causar muchos problemas a quienes sufren diabetes. Tiene la capacidad de disminuir la glicemia a través del bloqueo de la producción de glucógeno (glucosa en depósito) y de esa forma puede ocurrir una baja de azúcar. Nunca beba alcohol cuando sabe que su dosis de insulina está en el pico de su acción.

Si tiene aliento a alcohol pensarán que está ebrio, cuando en realidad tiene una baja de azúcar.

Además el alcohol tiene muchas calorías —aproximadamente 7 calorías por gramo— y estimula el apetito, lo que dificultará su adelgazamiento. Su cuerpo digiere el alcohol como si fuera una grasa. Una medida de alcohol con agua o soda tiene unas 135 calorías (consulte en la Tabla 1 los intercambios de las bebidas alcohólicas).

El alcohol también facilita la depresión. Posee un efecto tipo anestésico que impide el autocontrol y el juicio que usted necesita para mantener el dominio de la situación. Trate de limitar la bebida sólo a ocasiones especiales. Una bebida no alcohólica (agua mineral, o soda con lima o limón) siempre será una elección más segura.

EJERCICIO

Los ejercicios son el otro factor que mejora la eficacia de la insulina y constituyen una gran ayuda en el control del azúcar sanguíneo.

Los ejercicios más útiles para controlar la diabetes son la caminata, la bicicleta y otras prácticas que involucren las piernas y muslos. En estas áreas del cuerpo se concentra la mayor parte de los músculos, cuya captación de glucosa se incrementa significativamente con los ejercicios y mejoran los niveles del azúcar sanguíneo.

Los ejercicios, junto con la dieta y los cambios nutricionales juegan un papel decisivo en el control de la diabetes.

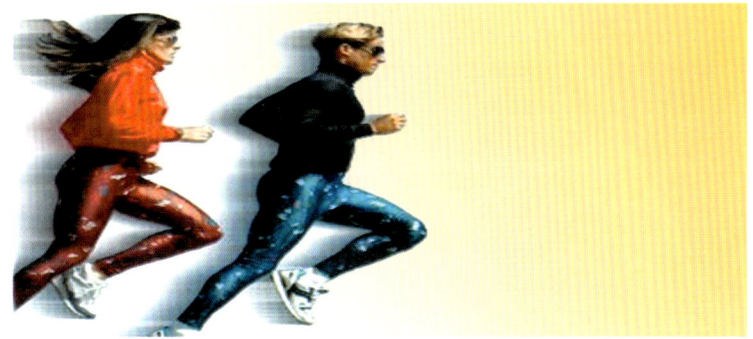

Los ejercicios de las piernas son los mejores para corregir la resistencia a la insulina

PRODUCTOS... ¿DIETÉTICOS?

Recuerde que dietético no quiere decir «para diabéticos». La palabra «dietético» presente en la etiqueta de un alimento, sólo significa que algo ha sido cambiado o reemplazado. Puede ser que haya menos sal, azúcar, o grasa, pero las comidas dietéticas no son necesariamente sin calorías.

Usted puede comer tres veces al día alimentos dietéticos que contengan hasta 20 calorías por porción como si pertenecieran a la lista libre.

EDULCORANTES

Hay dos tipos de edulcorantes: los que tienen calorías, y los que no. Los edulcorantes con calorías, como la fructosa, sorbitol y manitol pueden causar dolor cólico y diarrea cuando se usan en grandes cantidades, y además tienen calorías que se suman. Los edulcorantes sin calorías como el aspartame (Nutrasweet e Equal) y la sacarina pueden ser usados con moderación.

OTROS DETALLES

Los caramelos dietéticos probablemente satisfagan el deseo de comer algo dulce pero no coma más de tres caramelos duros por día; generalmente tienen tres calorías por unidad. Los chocolates «dietéticos» pueden contener muchas calorías en grasa, sorbitol y sólidos de la leche; *prefiera el chocolate normal,* igual tiene un índice glicémico muy bajo.

Nunca coma alimentos que usted sabe son inaceptables para un diabético sólo para complacer a la persona que los cocinó. Su salud es mucho más importante.

UTILICE LAS LISTAS DE INTERCAMBIO Y NUTRICIÓN

Para sustituir los alimentos de su dieta sin reemplazar su contenido total use las listas de la Tabla 1 de intercambio de alimentos. Esta tabla está diseñada por el comité de la Asociación Americana de la Diabetes. Si bien otras personas las usan para intercambiar los alimentos de su dieta, en realidad estas listas fueron creadas principalmente para su uso en pacientes diabéticos.

En ellas cada ración de alimento contiene aproximadamente la misma cantidad de hidratos de carbono, proteínas, grasas y calorías.

ESQUEMA DE LA DIETA DE LOS RITMOS NATURALES PARA CONTROLAR LA DIABETES

Porciones o raciones nutricionales

DESAYUNO
2 raciones de LECHE
2 raciones de QUESO
3 raciones de CARNE/POLLO/PESCADO
2 raciones de ALMIDÓN/PAN
1 ración de DULCE
1 ración de GRASA

ALMUERZO
3 raciones CARNE/POLLO/PESCADO
2 o más raciones de VERDURA de 5 %
1 ración de VERDURA de 10 %
1 ración de FRUTA
1 ración de JUGO DE FRUTAS

COMIDA
2 raciones o más de VERDURA 5 %
1 ración VERDURA de 10 %
1 ración FRUTA de 5 ó 10 %
1 ración de JUGO de FRUTAS

BOCADILLO MEDIA TARDE
2 o más raciones de VERDURAS de 5%
1 ración de FRUTA de 10 %

Parte III

Sección 1

MEDICAMENTOS ÚTILES, INÚTILES Y PELIGROSOS

La obesidad, además de afectar la belleza, influye negativamente sobre la fertilidad y abre la puerta hacia la diabetes tipo 2, la hipertensión, la arteroesclerosis y las enfermedades cardiovasculares. Pese a que estos peligros son muy conocidos, en los últimos años la obesidad ha llegado a cifras epidémicas. La prevalencia de la obesidad ha aumentado en un 75 por ciento desde 1980.

En los países desarrollados, como los Estados Unidos, donde existe la mayor variedad de medicamentos antiobesidad, el sobrepeso alcanza el 34 por ciento de la población. En ese país existen 75 millones de gordos y de éstos, un 40 por ciento utiliza o ha utilizado alguna vez un medicamento contra la obesidad.

FUNCIONES Y PELIGROS DE LOS MEDICAMENTOS PARA LA OBESIDAD

Efectos de los medicamentos que controlan el hambre

Son medicamentos derivados de las anfetaminas como la fentermina y el dietilpropion. Disminuyen el apetito porque producen elevación de la adrenalina cerebral. Se ha reportado en algunos estudios que al cabo de tres meses de una dieta baja en calorías, los que tomaron estos medicamentos adelgazaron 3 ó 4 kg más que los que hicieron la dieta sin tomar los medicamentos.

Sin embargo, al suspender la dieta, todos volvieron a engordar; tanto los que tomaron como los que no tomaron la medicina, sugiriendo que estos fármacos no perpetúan el adelgazamiento y no previenen el retorno a la obesidad. De eso se deduce, que controlar el hambre no evita la disminución del metabolismo y el fácil retorno al sobrepeso que producen las dietas de bajas calorías.

Además, estos medicamentos producen muchos efectos colaterales como insomnio, resequedad de la boca, estreñimiento, euforia, palpitaciones e hipertensión. La fenilpropanolamina también está en ese grupo pero su venta fue prohibida, pues ha sido asociada a accidentes cerebrovasculares.

Efectos de los medicamentos que controlan la adicción

Actúan elevando la serotonina cerebral y por este mecanismo disminuyen el deseo de comer carbohidratos al atardecer. La fenfluramina y dextrofenfluramina pertenecen a esta clase de drogas y fueron tomadas masivamente, sobre todo en los Estados Unidos, hasta que las retiraron del mercado porque ocasionaron fibrosis de las válvulas cardíacas e hipertensión pulmonar en muchos pacientes; algunos fallecieron.

Aunque la fluoxetina, la sertralina y el bupropión son primariamente medicamentos antidepresivos, también elevan la serotonina; controlando así la adicción a las harinas y favoreciendo el adelgazamiento. Con estas medicinas se ha observado que en los primeros tres meses el adelgazamiento es mayor que sólo con la dieta; sin embargo, en los siguientes tres meses los pacientes engordan aunque continúen con la medicación.

En todo caso, la adicción a los carbohidratos y el deseo de comerlos al atardecer sólo se atenúa por unas dos semanas. Pasado este tiempo se desarrolla una tolerancia al medicamento; es decir, el paciente vuelve a sentir deseos de comer carbohidratos al atardecer. Lógicamente, engorda de nuevo.

Efectos de los medicamentos que controlan el hambre y la adicción

La sibutramina, un medicamento bastante nuevo, aumenta la adrenalina y la serotonina cerebral por lo cual se piensa que debe controlar tanto el hambre como la adicción de los obesos.

Ofrece resultados más sostenidos y a más largo plazo. Junto con la dieta, produce un adelgazamiento mayor que la dieta sola. Favorece el mantenimiento de la reducción de peso siempre que el paciente no la suspenda, de otro modo se observa un retorno al sobrepeso.

La sirbutamina puede producir elevación de la presión arterial y palpitaciones, resequedad de la boca, dolores de cabeza, estreñimiento e insomnio.

Efectos de los medicamentos que reducen la absorción de nutrientes

Entre estos se encuentra el orlistat, que bloquea la enzima lipasa intestinal. Este mecanismo reduce la absorción de la grasa de los alimentos. Al cabo de un año el descenso de peso con orlistat y la dieta fue sólo 4 por ciento mayor que con la dieta solamente; sin embargo, durante el segundo año, el retorno a la obesidad era menos marcado que el que se observa con los medicamentos supresores del apetito. El orlistat, coadyuva la reducción de los lípidos en sangre y ha resultado beneficioso en el control de la diabetes.

Entre los efectos secundarios produce gases y diarrea aceitosa. También disminuye la absorción de las vitaminas liposolubles, especialmente la vitamina D la cual debe ser suplementada.

Efectos de los preparados naturales

En los últimos años ha ocurrido una invasión de productos y hierbas encapsuladas no respaldadas por investigaciones científicas. Entre estos se encuentran: el chitosan, el picolinato de cromo, el ácido linoléico conjugado, los alcaloides de la efedrina contenidos en el ma-huang, la guaraná y en la garcinia cambogia.

Existen pocos datos acerca de la eficacia y de los riesgos que producen estos agentes sobre la salud. Los que contienen efedrina (Ma-Huang y Guaraná) son los únicos que han sido evaluados.

Tienen propiedades termogénicas y supresoras del apetito que junto con la dieta contribuyen con el adelgazamiento. Su eficacia se sobredimensiona unidas a la cafeína y a la aspirina; sin embargo, se conocen reportes según los cuales estas drogas ocasionaron serios problemas cardiovasculares y del sistema nervioso, incluyendo hipertensión, arritmias cardiacas, accidentes cerebrovasculares, infartos del miocardio y muerte súbita.

El problema fundamental de las medicaciones que contienen hierbas, es que no se conoce cuál dosis puede ser potencialmente dañina y cuál puede causar la muerte. Tampoco se sabe, cuál es la dosis óptima que se debe tomar para adelgazar. Además, la cantidad del compuesto en cada cápsula varía de un frasco a otro, pues no son inspeccionados por autoridades sanitarias.

Efectos de la hormona de crecimiento

En varios estudios se reportó que las personas que tienen deficiencia de la hormona de crecimiento muestran un adelgazamiento acelerado cuando se les inyecta. Se trata de inyecciones diarias, que no producen adelgazamiento en los que no tienen esta deficiencia hormonal.

Efectos de la leptina

Hormona producida por los adipositos. Las inyecciones de esta hormona han reducido significativamente el peso en personas con deficiencia de leptina. Aún está en período de investigación y está por verse si las personas no deficientes en leptina también pueden adelgazar aceleradamente con estas inyecciones.

No existen drogas mágicas pero sí dietas adecuadas

La obesidad es un problema complejo, conjuga alteraciones metabólicas que favorecen el que los nutrientes sean convertidos más en grasa que en energía. Además, los obesos tienen una neuroquímica muy particular que los conduce a comer no sólo por hambre, sino también por angustia y glotonería. Características que no se observan en las personas delgadas.

Al parecer ningún obeso engorda a propósito, ninguno ingiere en las noches, un pan u otra harina por que decidió engordar. Es una fuerza adictiva —más potente que el deseo de adelgazar—, la que obliga a los obesos a ingerir estos alimentos en las horas que más engordan.

Como se ha explicado en los capítulos precedentes, esta fuerza adictiva está supeditada a un descenso de serotonina que ocurre al atardecer, esto produce tristeza al tiempo que incrementa el deseo de consumir harinas. Las harinas elevan la serotonina y como ésta es antidepresiva, brindan sedación y atenúan la angustia y la tristeza. Se dice que los gordos utilizan los carbohidratos como drogas antidepresivas.

Ningún medicamento puede corregir simultáneamente el hambre, la adicción y los trastornos metabólicos del obeso. Algunos aceleran el metabolismo, pero no controlan el hambre ni la adicción; otros en cambio, controlan el hambre pero no aceleran el metabolismo y otros más, pretenden frenar la adicción, pero ninguno de estos medicamentos domina sobre todas las causas que conducen al sobrepeso.

PENSAMOS QUE...

Sólo con una dieta bien diseñada se puede lograr la aceleración metabólica, el control del hambre y mitigar la adicción.

Con una nutrición que equilibre la bioquímica del paciente se logrará un mayor bienestar físico y la adecuada distribución de los alimentos a lo largo del día. De este modo se facilitará su conversión en energía y no en grasa, lo cual perpetuará la dieta.

La adecuada ingesta proteica en la mañana restringirá el hambre a lo largo del día y podrá acelerar el metabolismo, con lo que aún comiendo mucho adelgazará.

Una acertada distribución de los carbohidratos en la dieta elevará la serotonina y evitará su descenso al atardecer; así, el obeso no sentirá tristeza ni deseos de comer harinas en las horas nocturnas.

Los medicamentos antidepresivos elevan la serotonina pero sólo por dos semanas; luego, como todos los psicofármacos, dejan de funcionar.

No ocurre lo mismo con los alimentos, que sí elevan la serotonina en mayor escala que las drogas antidepresivas y nunca pierden acción.

RECUERDE

Los medicamentos pueden usarse para otros problemas colaterales que tenga el paciente, pero el control del metabolismo, del hambre y de la adicción sólo se puede lograr con una nutrición adecuada.

CUÁNDO SE DEBEN PRESCRIBIR MEDICAMENTOS PARA EL TRATAMIENTO DE LA OBESIDAD

Está claro que para adelgazar se requiere de un plan nutricional que además de aportar energía y de equilibrar la bioquímica del paciente, controle el hambre y la adicción que son las dos fuerzas que inducen a un individuo a comer alimentos que engordan a las horas que más engordan. Se supone que si la dieta controla estas dos fuerzas adelgazará en forma definitiva sin necesidad de recurrir a ningún medicamento que controle el apetito.

Demás está decir que estos medicamentos, casi en su totalidad, son estimulantes y anfetaminas que más que adelgazar, ponen en riesgo su vida. Por otra parte, existen pacientes que presentan trastornos metabólicos u hormonales específicos que sí requieren una medicación determinada.

Cuando la tiroideas es la culpable

Con el hipotiroidismo, la glándula tiroides produce una deficiente cantidad de hormonas tiroideas, ya sea por falta de ingesta de yodo, por razones hereditarias o debido a una inflamación crónica de la tiroides, la llamada tiroiditis.

Si padece hipotiroidismo tendrá una deficiente producción de la tiroxina u hormona tiroidea, que es la hormona que convierte los alimentos en energía. Su déficit, además de producir un aumento del tamaño de la glándula tiroides (bocio), también acarrea cansancio y una gran falta de energía muscular, también fallas de la memoria y de la capacidad de aprendizaje.

La piel, las mucosas y el cuero cabelludo están muy resecos. Las uñas son quebradizas, hay estreñimiento y una gran sensibilidad al frío. En las mujeres las menstruaciones se atrasan y son muy abundantes. También se elevan las cifras de colesterol.

Como referimos, los individuos con déficit de tiroides engordan con mayor facilidad y si los exámenes de tiroides determinan que hay hipotiroidismo, se hace necesaria la administración de tiroxina en tabletas. Este reemplazo hormonal debe ser progresivo cuantificando la dosis periódicamente de acuerdo a los niveles de hormonas tiroideas; hasta ajustar la dosis óptima.

Al corregir este trastorno del metabolismo, bajan las cifras de colesterol, la piel readquiere su turgencia normal, se corrige el ciclo menstrual y el estreñimiento. Reaparece la memoria, la concentración mental y la energía muscular; se facilita la pérdida de peso, aunque es bueno decirlo: las deficiencias de tiroides son responsables de tan sólo unos seis a ocho kilos de exceso y no de gorduras extremas.

No tome hormonas tiroideas si no las necesita

En la mente de muchas obesos existe la esperanza de que algún trastorno hormonal muy serio sea responsable de su gordura. La glándula tiroideas es acusada frecuentemente de ser la responsable de la obesidad y con esta idea algunos toman tiroxina u hormona tiroidea por cuenta propia. Estas personas no aceleran su adelgazamiento pero sí sufren de taquicardias, sensación de susto, opresión en el pecho, insomnio y con frecuencia se presentan arritmias que pueden poner en riesgo su vida.

Cuando la culpable es la insulina

Otros obesos adolecen de una falla en el metabolismo de los azúcares, que consiste en un obstáculo químico en las células musculares que afecta la función de la insulina; por lo que se necesita un incremento exagerado de sus niveles.

Las personas que sufren este trastorno también denominado obesidad por hyperinsulinemia o resistencia a la insulina, engordan con mucha facilidad.

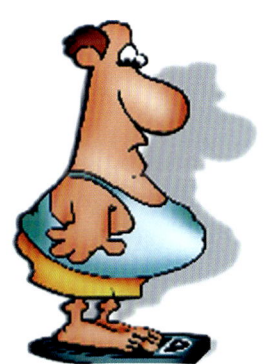

Se les reconoce por una obesidad especialmente abdominal, piel grasienta, con frecuencia tienen acné y una exagerada sudoración en las manos. Presentan cambios de coloración de la piel —se muestra engrosada y gris— sobre todo en la nuca, alrededor de los ojos y en las axilas. Los más adultos tienen triglicéridos elevados y disminución del HDL o colesterol protector y a menudo presentan tensión alta. En las mujeres la hyperinsulinemia también produce exceso de vellos (hirsutismo), caída del cabello, trastornos menstruales e infertilidad.

En los pacientes con hyperinsulinemia, además de una dieta que controle el hambre y la adicción, es preciso agregar una medicación que corrija el defecto de captación muscular de la glucosa.

Estos medicamentos facilitarán la entrada de glucosa a los músculos y evitarán que se dirija a la grasa de reserva. Lógicamente esto permitirá un mayor adelgazamiento en menor tiempo.

Adicionalmente, al corregir la resistencia a la insulina,

se recobrará la fuerza muscular, la piel será menos grasienta, sin acné, ni las manchas grises en las axilas, ojos y cuello. Disminuirán los triglicéridos así como la tensión arterial y aumentará el HDL. En las mujeres habrá remisión del hirsutismo, dejará de caerse el cabello y la menstruación, así como la ovulación, se harán regulares nuevamente.

No tome medicinas innecesarias ni empíricas

Antes de tomar algún medicamento para adelgazar piense que éste sólo actúa si le soluciona un problema particular que usted padece...

Las medicinas que corrigen los niveles de tiroides no funcionan en los que no tienen esta deficiencia. Así mismo, las que facilitan la acción de la insulina, sólo funcionarán en los que tienen resistencia a la insulina.

No crea en brujerías

El adelgazamiento involucra la corrección de las fallas metabólicas subyacentes, un ajuste de la disposición psicológica, el control del hambre, el control de los deseos adictivos hacia los alimentos y de otros muchos factores que no siempre conocemos.

Por estos motivos, el adelgazar es una empresa compleja que necesita muchos ajustes y no siempre resulta exitosa. Esta

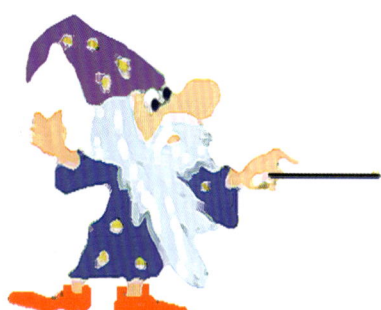

situación la aprovechan los vendedores de muchas sustancias milagrosas que actualmente están de moda. Por otra parte, la desesperación de muchos obesos los lleva a creer en cuanto producto aparece.

Desconociendo lo que de verdad necesita, le indican una serie de cápsulas y gotas sin algún basamento científico y que usualmente etiquetan como naturales —como si esto fuera sinónimo de que son inocuas. Le venden la idea de que sólo al tomar una serie de cápsulas tres veces al día adelgazará rápidamente y nunca más volverá a engordar.

Estos productos no están avalados por ningún registro sanitario ni por ningún estudio científico. Muchos de estos supuestos medicamentos aun conteniendo hierbas tienen efectos estimulantes sobre su organismo. Algunos pueden producir alergias, otras arritmias cardíacas, accidentes cerebrovasculares y hasta pueden resultar letales para su vida que es lo más preciado que tiene.

No vale la pena arriesgar tanto.

Sección 2

LA IMPORTANCIA DE LA ACTIVIDAD FÍSICA Y DEL SUEÑO NOCTURNO

LOS EJERCICIOS ACELERAN EL ADELGAZAMIENTO Y EVITAN EL RETORNO A LA OBESIDAD

Los ejercicios, además de incrementar el gasto calórico, permiten que la insulina lleve la glucosa a los músculos y no al tejido adiposo.

Todos hemos observado cómo al iniciar una dieta perdemos peso con asombrosa rapidez pero mientras más nos acercamos a nuestra meta la velocidad del adelgazamiento disminuye; muy por el contrario engordamos fácilmente con cualquier trasgresión de la dieta.

Al estar más delgados, ya no tenemos que transportar el excedente de peso que perdimos, por ello gastamos menos calorías al subir escaleras o al caminar. El mismo adelgazamiento reduce nuestro gasto de calorías y esto demora la subsiguiente pérdida de peso.

Los ejercicios aceleran el metabolismo

Recordemos que la mayoría de los obesos engordan por que tienen un bloqueo químico en las células musculares que afecta la acción de la insulina. Como consecuencia de este bloqueo, la glucosa sanguínea proveniente de los alimentos, en vez de entrar a los músculos para convertirse en energía, es desviada hacia las células de grasa. En pocas palabras, cuando los obesos se alimentan no aumentan su energía muscular sino sus reservas de grasa.

Precisamente, uno de los objetivos centrales del tratamiento para reducir de peso es favorecer que la glucosa proveniente de los alimentos entre al músculo y no a las células de grasa, promoviendo su transformación en energía y no en grasa.

En ese sentido los ejercicios pueden ser de gran ayuda para lograr esa meta.

De todos los tejidos, los músculos son los que gastan más energía

Durante la actividad física los músculos gastan una gran cantidad calorías, que de otra forma se depositaría como grasa de reserva. Adicionalmente, en las 48 horas que siguen a la actividad física, el metabolismo permanece acelerado pues los músculos siguen utilizando una gran cantidad de energía aún estando en reposo y durante el sueño nocturno, lo cual acelera la pérdida de grasa que promueve la dieta.

Facilitan la acción de la insulina

Al hacer ejercicios —una caminata o ciclismo o al subir escaleras—, los músculos por sí mismos comienzan a captar la glucosa sanguínea e impiden que entre al tejido adiposo.

Mientras más larga sea la actividad física más glucosa necesita el músculo y hay menor oportunidad de que la glucosa se desvíe hacia el tejido adiposo.

Si bien es cierto que la dieta es la que debe favorecer la

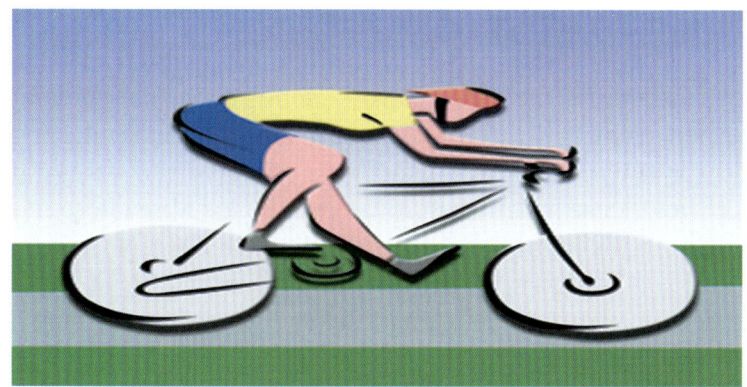

utilización de la grasa de reserva durante el sueño nocturno, los ejercicios colaboran incrementando la utilización de la glucosa proveniente de los alimentos.

La captación de glucosa muscular durante el ejercicio no requiere de la intervención de la insulina. Esto evita los excesivos ascensos de esta hormona, así como sus efectos adversos sobre la presión arterial, los triglicéridos y el colesterol.

Además la actividad física disminuye los ácidos grasos libres, atenuando el bloqueo químico que los obesos tienen en sus músculos. Así se favorece la sensibilidad de los músculos a la insulina e induce la entrada de glucosa a los músculos y no al tejido adiposo.

Aumenta la masa muscular

Una forma de vivir completamente sedentaria produce una atrofia progresiva de los músculos y con el paso de los años

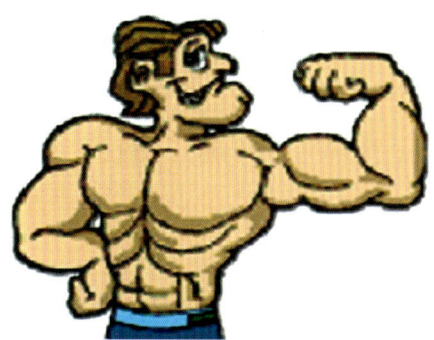

una significativa disminución de la masa muscular que va siendo sustituida por tejido adiposo. Con el tiempo tendremos cada vez menos músculos y más tejido adiposo.

Ocurre que el tejido adiposo tiene una actividad metabólica muy baja, utiliza muy poca glucosa y consume muy pocas calorías. Por ello, la sustitución del tejido muscular por tejido adiposo provoca una disminución del metabolismo y esto favorece el aumento de peso, aún sin aumentar la ingesta.

La actividad física estimula el crecimiento y la multiplicación de las células musculares. El incremento de la masa muscular es indispensable para lograr un adelgazamiento sostenido. De otra forma aunque la insulina funcione bien y exista una adecuada captación muscular de la glucosa, si no hay suficiente masa muscular adónde dirigir la glucosa proveniente de los alimentos, entonces habrá un gran excedente de glucosa que tendrá que ir al tejido adiposo.

Con una moderada actividad física diaria se incrementa la masa muscular que sí tiene una elevada actividad metabólica. Los músculos en reposo consumen mucha energía y más durante el ejercicio, pero lo más importante es que el incremento de la cantidad de músculos obliga a que la glucosa proveniente de los alimentos sea convertida en energía muscular y no en grasa.

Los ejercicios moderados son más recomendables

En otros tiempos se enfatizó el que sólo eran útiles los ejercicios intensos que activaban las funciones cardiovasculares y una gran sudoración.

Actualmente se considera que incluso los ejercicios suaves activan la captación de la glucosa sanguínea que entra a las fibras musculares, sin requerir para eso de la ayuda de la insulina.

Recientes estudios indican que un ejercicio moderado ofrece los mismos beneficios que un ejercicio fuerte como correr. Es por ello que el ejercicio moderado es actualmente uno de los más recomendados.

El ejercicio moderado es aquel que acelera un poco la respiración y produce moderada sudoración, como puede ser una caminata o ir en bicicleta a un paso acelerado.

Aparentemente los máximos beneficios para ayudar al adelgazamiento y para evitar el retorno a la obesidad se obtienen cuando por actividad física moderada se gastan unas 2.000 calorías semanales (media hora a una hora diaria de ejercicios moderados).

De esta manera no sólo ayudará a que su dieta sea más eficiente sino evitará otras condiciones como las enfermedades cardiovasculares, la diabetes, la hipertensión, el cáncer de colon y la osteoporosis.

LOS EJERCICIOS DEBEN ESTAR ACOPLADOS A LOS RITMOS HORMONALES

El peligro que representan los ejercicios matutinos

En la lucha contra el sedentarismo, para mejorar las condiciones físicas y para disminuir los factores de riesgo cardiovascular, muchas personas deciden hacer una caminata diaria o trotar.

Los ejercicios de hecho incrementan la capacidad aeróbica, entrenan al músculo cardíaco, incrementan las cifras de colesterol protector, hacen mucho más eficientes los resultados de una dieta, mejoran la sensibilidad a la insulina y aportan una protección contra la aparición de la diabetes y el infarto. Sin embargo, el elegir tempranas horas de la mañana para estas actividades puede resultar bastante peligroso.

El organismo está supeditado a unos ritmos hormonales controlados por la luz solar.

En el preámbulo de la mañana, a eso de las cinco de la madrugada, las hormonas adrenalina y cortisol comienzan a elevar sus niveles sanguíneos.

Estas hormonas son las responsables de que a todos nos aumenta la presión arterial en la madrugada. Por eso, las crisis de hipertensión suelen ocurrir en los albores de la mañana. Muchos hipertensos se despiertan en la madrugada con una pesadez en la nuca y los más hipertensos llegan a ver estrellitas y lucecitas

La adrenalina también acelera el marcapaso natural del corazón que late más aceleradamente y esto facilita que una leve arritmia se transforme en algo más serio, durante las horas matutinas. De hecho, la mayoría de las muertes súbitas por fibrilación ventricular ocurren en ese momento del día.

La adrenalina contrae al máximo las pequeñas coronarias que nutren el músculo cardíaco y disminuyen significativamente el flujo de sangre por estas arterias. Por ejemplo, las competencias de atletismo en las olimpíadas se realizan a las cuatro de la tarde porque a esa hora el flujo de sangre en las coronarias está en su máximo nivel; sin embargo, nunca se programan en la mañana la eficiencia deportiva sería muy baja.

Las plaquetas, que son las células que intervienen activamente en la formación de coágulos y trombos, están directamente estimuladas por la adrenalina y se adhieren activamente en las horas matutinas; lo que incrementa a esa hora la incidencia de trombosis y accidentes cerebrovasculares

Finalmente, las células que recubren los capilares sanguíneos y arterias segregan unos factores que destruyen los coágulos que se van formando; pero estos factores se producen sobre todo en las horas vespertinas; así que el progreso de la coagulación y trombosis es mucho más factible en la mañana.

Estos hallazgos fisiológicos están aunados a una mayor incidencia mundial de infartos, trombosis, arritmias, crisis, anginosas, picos de hipertensión; así como la muerte súbita por arritmias cardíacas y los accidentes cerebrovasculares ocurren específicamente en la mañana.

La adrenalina, que ya se encuentra elevada, se incrementa aún más al comenzar cualquier caminata o trote matutino y todos los factores de riesgo de infarto, trombosis y arritmias también se potencian. Es importante reflexionar ante esto antes de planificar sus caminatas. Se trata de disminuir y no de incrementar su riesgo.

En ayunas, más riesgos que beneficios

Muchos individuos que suelen hacer sus caminatas muy temprano no ingieren ningún alimento previo. Como vimos antes, en las horas matutinas el organismo está controlado por la adrenalina y el cortisol. Esta última hormona promueve la obtención de azúcar sanguíneo a partir de las proteínas. De tal forma que si no comemos al despertar, el cerebro pone en mar-

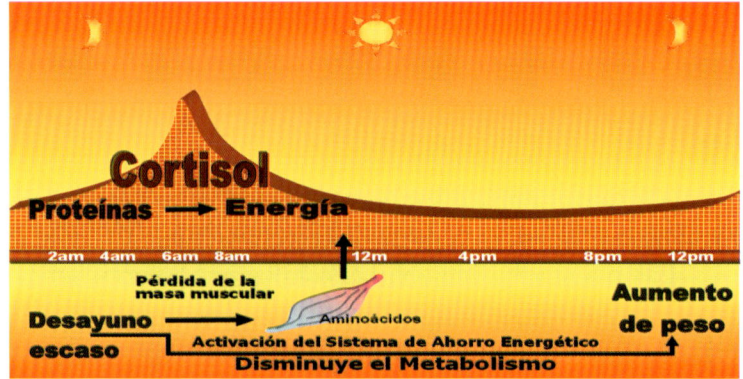

cha un sistema de alarma para sobrevivir el ayuno. Si a este sistema agregamos una caminata, obviamente la destrucción de nuestros tejidos musculares será superior. Experimentos con maratonistas detectaron que cuando inician la competencia en ayunas, pierden el doble de proteínas musculares durante la primera hora, más que durante el resto de la competencia.

Las hormonas que convierten proteínas en glucosa bajan a medida que se acerca la noche, y se elevan las que utilizan grasa de reserva. La caminata vespertina ofrece por este motivo la gran ventaja de utilizar grasa de reserva como combustible, mientras resguarda nuestra masa muscular, aparte del menor riesgo cardiovascular que implican los ejercicios en las horas de la tarde.

Los ejercicios, mejor en la tarde

Al atardecer el riesgo cardiovascular es mínimo, la eficiencia muscular máxima y las hormonas que utilizarán grasa de reserva comienzan a elevarse. Así pues al atardecer, utilizaremos nuestra reserva grasa para la caminata, sin detrimento de nuestros tejidos nobles que más bien se recuperarán con los ejercicios y una adecuada nutrición.

Sección 3

LA HORMONA QUE NOS ADELGAZA DURANTE EL SUEÑO NOCTURNO

La luz del sol que dirige nuestros ritmos hormonales determina que al caer la noche se eleve la hormona que utiliza nuestra grasa de reserva como combustible.

Esta hormona, la HGH, también denominada hormona de crecimiento, se eleva al anochecer y alcanza su máxima secreción a la medianoche. Además de estimular el crecimiento en los niños, esta hormona moviliza nuestros depósitos de grasa durante el sueño nocturno.

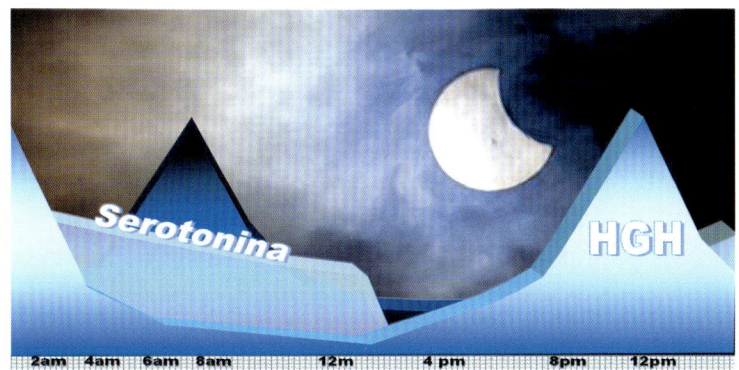

La HGH es la responsable de que al amanecer pesemos alrededor de un kilo menos que la noche anterior. Al anochecer se inicia el ascenso de la HGH, la hormona que utiliza la grasa de reserva. Así tenemos que nuestro peso se eleva durante el día, mientras que adelgazamos durante la noche y aunque se haga ejercicios, camine o trote, ocurrirá lo mismo.

Si no duerme, no adelgaza

La HGH asciende en la oscuridad de la noche pero al quedarnos dormidos es cuando su pico se hace realmente significativo. La máxima elevación de esta hormona ocurre en las primeras dos horas del sueño nocturno; así que entre la medianoche y una de la madrugada ocurre su nivel máximo de secreción. En esos momentos es cuando más se estimula la movilización de la grasa de reserva y se promueve el adelgazamiento nocturno.

La HGH se eleva menos en los que se acuestan después de la medianoche y por esto adelgazan menos. Mientras que en los que no duermen, ya sea por que sufren de insomnio o por que tienen un trabajo nocturno, la HGH no muestra ninguna elevación y al menos esa noche no adelgazarán nada.

Por estas razones, los noctámbulos suelen ser más gordos, así como también los que desarrollan actividades hasta altas horas de la noche. Día tras día van aumentando de peso, pues no pierden en la noche lo que engordan durante el día.

También facilita las defensas

La hormona HGH, además de movilizar las grasas, también activa el sistema inmunológico promoviendo que los glóbulos blancos ataquen a las bacterias y a las células malignas con lo que se facilita la formación de anticuerpos. En otras palabras, la elevación nocturna de la HGH potencia la defensa contra el cáncer y las infecciones.

Las harinas frenan el adelgazamiento nocturno

El diseño hormonal que incita la movilización de la grasa del abdomen y de las piernas durante el sueño se podría alterar al ingerir azúcares o carbohidratos en la cena. Las harinas en las horas nocturnas frenan la acción de la HGH y se oponen a la movilización de la grasa.

Adicionalmente, las galletas, panes, cereales, arepas, etc., ingeridas en la noche, son convertidas más en grasa que en energía pues al atardecer la insulina es poco eficiente y en vez de conducir el azúcar proveniente de las harinas hacia los músculos, lo lleva hacia el tejido adiposo.

Al comer carbohidratos en la noche, no sólo perdemos el adelgazamiento nocturno sino que hasta podemos subir de peso. Por otra parte, los exagerados picos de insulina que inducen una cena con azúcares o harinas, son además responsables del aumento de los triglicéridos y de la presión arterial en la madrugada siguiente.

Si los que tienen la presión arterial elevada consumen carbohidratos nocturnos, frecuentemente se despiertan con los ojos enrojecidos, viendo estrellitas, con zumbidos en los oídos, malestar en la nuca y otros síntomas indicativos de un incremento de la presión arterial.

TABLA 1

TABLA DE INTERCAMBIO DE LAS RACIONES DE LOS ALIMENTOS

En esta lista los alimentos están clasificados por su contenido de nutrientes, en cada alimento se señala la cantidad corresponde a una ración nutricional. Se puede intercambiar o sustituir la ración de un alimento por una cantidad equivalente de otro alimento del mismo grupo. Esta lista de alimentos es una modificación de la Tabla de intercambio y equivalentes de las raciones nutricionales aceptada por la Asociación Americana de Diabetes (ADA).

PROTEÍNAS

Opciones	Cantidad que corresponde a ración de proteínas
LECHE	
Leche descremada	1 vaso, 240 cc u 8 onzas
Yogurt descremado	1 vaso, 240 cc u 8 onzas
Suero de leche	1 vaso, 240 cc u 8onzas
Leche en polvo descremada	25 g o 1/3 taza
Crema de leche descremada	1 taza
QUESOS	
Blanco Paisa o de dieta	2 reb, 30 g o 1 onza
Requesón (cottage, cheese o ricotta)	1/2 de taza o 45 g
Parmesano rallado	2 cucharadas o 20 g
Mozarella	30 g, 1 onza o 1 bolita
HUEVOS	
Huevo (clara de huevo)	3 claras
Huevo entero	1 huevos enteros

Opciones	Cantidad que corresponde a ración de proteínas
CARNE, PESCADO, POLLO	
Carne de res, cordero, ternera (sin grasa)	30 g
Cortes de carne magra: bistec, lomo, filete, ternera, incluso chuleta, carne o pollo desmechado, *roast beef*	30 g o 1 onza
Carnes frías o fiambres magros, tajadas de carne tipo embutido para sándwich 95 % libre de grasa, o fiambres de pavo, jamón selva negra, *roast beef*, *bologna*, pastrami, etc.	2 rebanadas de 10 cm x 2 mm, 1/2 taza o 30 g (1 onza)
Salchichas de carne, pavo o pollo	1 salchicha o 30 g
Albóndigas	3 medianas
Pollo, pavo, faisán, pato (sin la piel), codorniz (sin la piel)	1 muslo, 30 g o 2 rebanadas
Pescados frescos, congelados o enlatados al natural como atún	30 g (1 onza) 1 filete o 1/2 taza
Sardinas enlatadas	2 medianas
Arenques ahumados o sin crema	30 g (1 onza)
Mariscos frescos o congelados o enlatados, langosta, gambas, mejillones, almejas.	30 g
Cangrejo, langosta, camarones	60 g (2 onzas)
Ostras	6 medianas

CARBOHIDRATOS
(Pan/Harinas/Dulces)

Opciones	Cantidad que corresponde a ración de carbohidratos
PAN/HARINAS	
Pan cuadrado de sándwich	1 rebanada
Arepa	1 de 4 cm ø
Croissant	1 de 7,5 x 5 cm
Matzos	1 de 12 x 12 cm
Pan francés	1
Baggel	1/2 pequeño
Palitos de pan o bastoncitos	2 de 10 cm largo x 1,5 cm ø
Pan de Frankfurt	1/2 mediano
Pan de hamburguesa	1/2 mediano
Pan pita o árabe (galleta turca)	1/2 pita de 15 cm ø
Pan blanco (francés e italian)	1 rebanada
Pan de trigo integral o centeno	1 rebanada
Pan seco rallado	3 cucharadas
Tortilla mexicana (taco)	2 de 12 cm
CEREALES	
Cereales cocidos	1/2 taza o 100 g
Hojuelas de cereal	1/2 taza o 20 g
Cereales con fibra, All Bran®	1/2 taza
Arroz cocido	1/2 taza o 100 g
Pasta (espaguetti, fideos cocidos, ravioles)	1/2 taza o 100 g
Germen de trigo	3 cucharaditas
Salvado de cereales	1/2 taza o 30 g
GALLETAS/BOCADILLOS	
Galletas	6 de 4 cm ø o de 20 g
Galletas de soda	4 de 6 x 6 cm
Galletas María 4	
Galletas de trigo integral	5 de 5 x 5 cm
Bizcocho	1 de 5 cm ø
Pretzels	25 de 8 cm largo
Galletas Graham cuadradas	3 galletas de 4 cm ø

VERDURAS FECULENTAS	
Guisantes, lentejas, habas o judías	1/2 taza
Maíz en grano enlatado	1/2 taza
Papa o patata	1 pequeña de 5 cm ∅
Puré de papa o patata	1/2 taza
Batata o ñame	1/2 taza
Mazorca de maíz	1 de 15 a 20 cm de largo
Palomitas de maíz o cotufas	1 taza
Plátano	1/2 taza
Lentejas cocidas	1/3 de taza
Fríjoles y arvejas cocidos o en lata	1/3 taza
Palomitas de maíz sin grasa	24

DULCES	
Pastel esponjado sencillo	1 de 4 cm^3
Dona	1
Gelatina	1/2 taza
Torta	1 ración de 3 x 7 x 4 cm
Helado	1/2 taza
Pie de frutas	1 ración de 8 x 7 x 2 cm
Chocolate en barra	1 mediano
Bombones	2 medianos
Galletas de animales	8
Biscocho	1 de 5 cm

VERDURAS U HORTALIZAS

Opciones	Cantidad por a ración de verduras
VERDURAS con menos de 5 % de azúcar	
Acelgas	1 taza
Alcachofas	1 taza
Apio españa (célery)	1 taza
Berenjena	1 taza
Berro	1 taza
Brócoli	1 taza
Brotes de alfalfa	1 taza
Brotes de bambú o palmitos	1 taza
Calabacín	1 taza
Cebollín o cebolla verde	1 taza
Col agria	1 taza
Coliflor	1 taza
Endibias	1 taza
Escarola	1 taza
Espárragos	1 taza o 7 espárragos
Espinaca	1 taza
Hongos o setas	1 taza
Lechuga	1 taza
Pepino	1 taza
Pimentón o pimiento rojo	1 taza
Rábano	1 taza
Repollo morado y blanco	1 taza
Ruibarbo	1 taza
Tomates	1 taza
VERDURAS con 5 % a 10 % de azúcar	
Cebollas	1/2 taza
Chayota	1/2 taza
Judías verdes o vainitas	1/2 taza
Nabo blanco o colinabo	1/2 taza
Remolacha	1/2 taza
Zanahorias	1/2 taza
Auyama o calabaza	200 g o 1/2 taza

FRUTAS

Opciones	Cantidad por ración de frutas
FRUTAS con menos de 5 % de azúcar	
Melón o cantaloupe	2 tazas o 1/2 de 15 de ⌀
Patilla o sandía	2 tazas
FRUTAS con 5 a 10 % de azúcar	
Fresa	1 1/2 taza
Grape-fruit o toronja	1 1/2 taza o 1
Guayaba colorada rosada	1 1/2 taza
Lechosa o papaya	1 1/2 taza
Mandarina	1 1/2 taza o 2 de 6 cm ⌀
Naranja	1 1/2 taza o de 6 cm ⌀
Parchita o fruta de la pasión	1 1/2 taza
Limón o lima dulce	1 1/2 taza
Kiwi	1 1/2 taza o 1 grande
FRUTAS con 10 a 15 % de azúcar	
Albaricoque	1 taza o 2 medianos
Ciruela morada	1 taza o 2 ciruela pequeñas
Ciruela de huesito	1 taza o 12 ciruelas
Coco	1 taza
Durazno	1 taza o 2 medianos
Granadas	1 taza o 1 grande
Grape-fruit	1 taza o 1 1/2 ración
Mangos	1 taza o 1 mediano
Manzana	1 taza o 1 de 5 cm de ⌀
Melocotón	1 taza o 1 de 7 cm de ⌀
Nectarín	1 taza o 2 de 7,5 cm ⌀
Peras	1 taza o 1 mediana
Piña	1 taza o 1 rueda
Toronja	1 taza o 1/2 mediana
Uvas	1 taza o 12 unidades
Parcha blanca	1 taza
Mora o zarzamora	1 taza
FRUTAS con 15 a 20 % de azúcar	
Níspero	1/2 taza o 1
Parcha blanca	1/2 taza
Pomarosa	1/2 taza
Riñon	1/2 taza
Cerezas grandes	1/2 taza o 12 unidades
Ciruela (fresca)	2 unidades de 5 cm de ⌀
Cerezas (enlatadas)	1/2 taza

FRUTAS

Opciones	Cantidad por ración de frutas
FRUTAS con 20 % o más de azúcar	
Ciruela pasa	1/2 taza o 2 medianas
Uva pasa	1/2 taza o 1 uva pasa
Tamarindo	1/2 taza
Dátil seco	1/2 taza o 1 grande
Higo	1/2 de taza o 2 de 5 cm ∅
Albaricoque seco	1/2 taza o 4 mitades
Cambur	1/2 taza o 1/2 grande
FRUTA SECA	
Manzanas	4 anillos
Damascos	7 mitades
Dátiles medianos	2 y 1/2
Higos	1 y 1/2
Ciruelas medianas	3
Uvas pasas	2 cucharadas
JUGOS DE FRUTAS cin más de 5 % de azúcar	
Jugo de sandía	1 vaso
Jugo de melón	1 vaso
JUGOS DE FRUTAS de 5 a 10 % de azúcar	
Jugo de mandarinas	1/2 vaso
Jugo de piñas	1/2 vaso
Jugo de toronjas	1/2 vaso
Jugo de manzana	1/2 vaso
Jugo de naranjas	1/2 vaso
JUGOS DE FRUTAS con más de 10 % de azúcar	
Jugo de uvas	$1/3$ vaso
Jugo de ciruelas	$1/3$ vaso

GRASAS

Opciones	Cantidad por ración de grasas
GRASAS NO SATURADAS	
Aguacate mediano	$1/8$
Margarina	1 cucharadita
Margarina dietética	1 cucharada
Almendras secas y tostadas	6 enteras
Pecans	2 enteros
Maní	10 grandes o 20 pequeños
Nueces	6 enteras
Semillas de girasol sin cáscara	2 cucharadas
Aceite (maíz, soya, girasol, oliva, maní)	1 cucharadita
Aceitunas	5 grandes o 10 pequeñas
GRASAS SATURADAS	
Aderezo de ensalada, tipo mayonesa	1 cucharadita
Aderezo de ensalada, bajo en calorías	1 cucharada
Manteca o mantequilla	1 cucharadita
Tocino	1 rebanada
Coco rallado	2 cucharadas
Crema líquida no láctea para café	2 cucharadas
Crema en polvo no láctea para café	4 cucharaditas
Crema agria	2 cucharadas
Crema espesa para batir	1 cucharada
Queso crema	1 cucharada

ALIMENTOS DE LIBRE CONSUMO

Los alimentos de esta lista tienen menos de 20 calorías por ración. Puede comer cuanto quiera de los que no tienen especificado el límite de cantidad. Entre los que tienen señalado algún límite, puede consumir de 2 a 3 raciones diarias. Trate de no comerlos todos a la vez sino de distribuirlos durante el día.

TIPO DE ALIMENTOS	DESCRIPCIÓN Y CANTIDAD
BEBIDAS	Caldo elaborado sin grasa Caldo bajo en sodio Bebidas gaseosas sin azúcar (dietéticas) Agua carbonatada Soda común Polvo de cacao sin azúcar (1 cucharada) Café y té. Bebidas elaboradas con polvos, sin dulce *(light)*. Agua tónica sin dulce
Spray de grasa	Todos
Frutas	Arándano sin azúcar (1/2 taza)
Verduras crudas	Repollo, apio españa, repollo, pepino, cebollín, pimientos picantes, hongos, rábanos, zuccini (1 taza). Ensaladas verdes (endibia, lechuga corriente o romana, espinaca.
Dulces dietéticos	Caramelos duros, gelatina, chicle, jalea (sin dulce todos), sustitutos de azúcar (sacarina, aspartame)
Condimentos	Salsa tomate (1 cucharada), mostaza, pepinillo encurtidos sin azúcar, aderezo de ensalada bajo en calorías (2 cucharadas), salsa de taco (1 cucharada), vinagre

CONDIMENTOS

Albahaca Semilla de apio Ají en polvo Curry Eneldo Limón Menta Ajo natural y en polvo Salsa picante de ají Salsa Worcestershire	Jugo de limón o lima Canela Cebolleta o cebolla en polvo Páprika Pimienta Extractos: vainilla, almendra, nueces, limón, menta Hierbas y especias Vino para cocinar (1/2 taza)

ALCOHOL

BEBIDA	Equivalencia en raciones (r)	Calorías
Ginebra, ron, *whisky*, vodka (1,5 onza o 45 cc)	2 a 3 r de grasas	96 a 120
Vino seco sin dulce (4 onzas o 120 cc)	2 r de grasas	70
Cerveza baja en calorías (120 onzas o 360 cc)	2 r grasas o 1/2 r fruta	90
Cerveza 4,5 % alcohol (12 onzas o 360 cc)	1r pan, 2 r grasas	160
Manhatan (3,5 onzas o 105 cc)	1/2 r pan o 3 r grasas	170
Martini (3,5 onzas o 105 cc)	3 r grasas	135
Jerez seco (3 onzas o 120 cc)	1/2 r pan o 2 r grasas	125

TABLA 2

TABLA DE LOS ÍNDICES GLICÉMICOS DE LOS ALIMENTOS

Todos lo que consumimos, incluyendo bebidas, alimentos naturales y procesados, producen una elevación de la glucosa e insulina en la sangre que puede ser medida con precisión y anotada. La respuesta glicémica se mide con valores de 0 a 100 y a esta valoración se le denomina índice glicémico (IG). Se trata de un sistema numérico que nos indica qué tan rápido se eleva el nivel de azúcar sanguíneo después de ingerir un alimento. Cuanto más alto es este número, mayor es la elevación del azúcar y de la insulina en la sangre. Un alimento de bajo índice glicémico causará una subida pequeña; mientras que un alimento de alto índice glicémico, accionará una elevación dramática

Los carbohidratos que se digieren y absorben rápidamente son los que tienen el índice glicémico más alto. Al ingerirlos, los niveles de azúcar e insulina en la sangre se elevan rápidamente y resultan desfavorables para las personas que tienen resistencia a la insulina, como los diabéticos, las pacientes con ovario poliquístico y los que engordan con facilidad pues una mayor alza de la insulina favorece la lipogénesis y aumenta los depósitos de grasa.

En tanto que los alimentos con índice glicémico bajo, se digieren más despacio y liberan más gradualmente la glucosa en el torrente sanguíneo, con lo que produce una lenta y paulatina elevación del azúcar y de la insulina; por ello son considerados más favorables.

Adicionalmente, mientras mayor sea el contenido de fibra de los alimentos, menor será el índice glicémico, resultando más favorables tanto para controlar la diabetes como para la pérdida de peso:

El pan blanco es uno de los carbohidratos con mayor (IG) índice glicémico, mayor inclusive que el azúcar de mesa o sacarosa. Así que es preferible consumir panecillos de maíz o arepas, especialmente en los diabéticos y en los obesos.

Curiosamente el azúcar de mesa tiene un factor de IG=65, ya que al ser un disacárido (2 azúcares) glucosa-fructosa, tiene que dividirse en sus dos azúcares antes de asimilarse. La fructosa se absorbe y se convierte en glucosa en el hígado. Pero esto lleva tiempo y por ello la respuesta de azúcar en la sangre después de ingerir fructosa es baja IG=23. La fructuosa que es un monosacárido de bajo IG se considera una buena opción para los diabéticos, aunque sí aporta calorías.

Las papas tienen un índice glicémico muy alto, inclusive más alto que el pan. Así mismo observe que la miel también es bastante desfavorable pese a que muchos la tildan de inofensiva.

En todo caso, sea cual sea la harina que decida comer, su ingestión en la mañana produce menores elevaciones de insulina y de glucosa que cuando es ingerida en la noche. Por ello el consumo de harinas en la mañana a la vez que engorda menos, nos ayuda a prevenir y a controlar mejor la diabetes.

ÍNDICE GLICÉMICO

Bajo Menor de 55	IG	Moderado De 55 a 70	IG	Alto Mayor de 70	IG
Maní	14	Arepa, bollo maíz	55	Arroz blanco	70
Cacahuetes	15	Arroz integral	55	Pan blanco	71
Ciruela	25	Pan de centeno	55	Nabo	71
Granos de soya	26	Palomitas de maíz	55	Galletas de soda	07
Yogurt	20	Galletas de avena	55	Pan hamburguesa	72
Fructosa	20	*Müessli*	56	Baggel, harina	73
Auyama	30	Mango	56	Miel de abeja	73
Melocotón seco	31	Pita (pan árabe)	57	*Corn chips*	73
Leche entera	32	*Pompernickel*	58	Papas fritas	74
Fetuccine	32	Papaya	58	*Wafles*	76
Garbanzos	33	Maíz dulce	59	Dona	76
Frijoles	33	Duraznos	60	Croissant	76
Leche descremada	34	Cereal All Bran	60	Pan de harina blanca	78
Pera	34	Leche condensada	61	Refrescos (sodas)	79
Palitos de centeno	34	Helado	61	Gomitas	80
Caraotas negras	35	Chocolate *mouse*	63	*Pretzels*	81
Zanahoria	39	Naranja	63	Cereal arroz inflado	82
Manzanas	39	Yuca	64	Corn flakes	83
Espagueti integral	41	Remolacha	64	Caramelos	84
Cereal de fibra	42	Pasas	64	Papas puré	85
Leche chocolat.	42	*Couscous*	65	Pizza	86
Granola	43	Sacarosa, azúcar	65	Papas al horno	86
Leche de soya	43	Avena instantánea	66	Ponqué	88
Lentejas verdes	46	Piña	66	Pan de trigo s/gluten	90
Uvas	46	*Gnocchi*	67	Flan	93
Yogurt con fruta	47	Macarrones queso	67	Bebidas deportivas	95
Lactosa	49	Galletas *cracker*	67	*Baguette* (pan francés)	95
Chocolate	49	Dulce cabello-ángel	68	Glucosa	100
Arvejas	49	Tortilla de maíz	69		
Ñame	51	Espagueti blanco	69		
Kiwi	53	Pan harina integral	69		
Cambur, plátano	54				
Bran de avena	51				

(Glucosa = 100)
Foster-Powell, K. and J. Brand Miller (1995). International Tables of Glycemic Index.
Am. J. Clin. Nutr. 62:871S-893S

Los alimentos de más bajo índice glicémico son más recomendables porque proporcionan energía por un período largo de tiempo. Además porque producen una elevación de glucosa e insulina atenuada, lo cual resulta muy conveniente para el tratamiento de la diabetes, la infertilidad por ovarios poliquísticos y la obesidad.

CLASIFICACIÓN DE ALIMENTOS SEGÚN SU ÍNDICE GLICÉMICO

La escala del índice glicémico va de 0 a 100. No existe IG para carnes, grasas, queso, huevo y ensaladas porque estos alimentos contienen muy pocos carbohidratos o no contienen del todo. Los alimentos ricos en carbohidratos se pueden clasificar en:

- Alimentos con un índice glicémico bajo: menor de 55
- Alimentos con un índice glicémico intermedio: de 55 a 70
- Alimentos con un índice glicémico alto: mayor de 70

TABLA 3
CÁLCULO DEL ÍNDICE DE MASA CORPORAL

El índice de masa corporal (IMC) es la relación del peso del paciente en kilogramos (kg) dividido entre el cuadrado de su estatura en metros cuadrados (m^2). Se calcula usando la siguiente fórmula:

Así, por ejemplo, un individuo de 1,6 m de estatura y

$$I M C = Peso\ en\ kg \div altura^2$$

que pesa 70 kg tendrá un índice de masa corporal:

IMC = 70 ∏ 2,56 = 27,34 kg/m^2

Según la Organización Mundial de la Salud (OMS), una persona tiene sobrepeso u obesidad cuando su IMC está excedido sobre el valor normal, como se muestra en la siguiente tabla:

CLASIFICACION DE LA OBESIDAD SEGÚN LA OMS

Como en nuestro ejemplo, el índice de masa corporal IMC resultó = 27,34 kg/m^2, según la OMS está clasificado como sobrepeso grado 1.

IMC (Kg/m^2)	Clasificación	Descripción popular
Menor de 18,5	Bajo de peso	Delgado
18,5 – 24,9	Normal	Normal, aceptable
25 – 29,9	Sobrepeso grado 1	Sobrepeso
30 – 39,9	Sobrepeso grado 2	Obesidad
Mayor de 40	Sobrepeso grado 3	Obesidad mórbida

CÁLCULO DE LA RELACIÓN CINTURA/CADERA = RCC

El exceso de grasa en la región de la cintura u obesidad abdominal o central está muy relacionad con los elevados niveles de insulina y con el riesgo cardiovascular.

Para determinar el grado de obesidad central se ha establecido la llamada relación cintura cadera (RCC).

Para calcular la RCC, se divide la circunferencia de la cintura entre la circunferencia de la cadera, ambas en centímetros.

$$RCC = \text{Cintura en cm} / \text{Cadera en cm}$$

Se considera obesidad abdominal, cuando la RCC supera 0,84 en las mujeres y 0,93 en el caso de los hombres. Por ejemplo, un hombre cuya cintura mide 90 cm y cuya cadera mide 70 cm, tendrá una relación cintura/cadera de 90/70 = 1,28. Se le considerará como «obeso abdominal», aunque su peso total sea normal.

CÁLCULO DEL METABOLISMO

El metabolismo o gasto energético diario es la suma de los siguientes factores:

- El metabolismo basal (MB)
- La termogénesis inducida por los alimentos
- La termogénesis por el ejercicio

Cálculo simplificado del metabolismo basal

La forma más simple de calcular el metabolismo es sumando el peso en kg con la altura en cm y restando la edad en años.

$$MB = \text{peso (kg)} + \text{altura (cm)} - \text{edad (años)}$$

De todas formas, sabemos que estos cálculos son muy

Valor aproximado del metabolismo basal

HOMBRES			MUJERES		
Altura (cm)	Peso (kg)	Metabolismo Basal (Kcal/día)	Altura (cm)	Peso (kg)	Metabolismo Basal (Kcal/día)
160	60± 5	1.630	150	49,5± 4	1.399
165	64,5 ± 5,5	1.690	155	52 ± 4	1.429
170	68± 6,5	1.775	160	55,3 ± 4,5	1.487
175	73±6,5	1.815	165	58,5± 4,5	1.530
180	76,5 ± 6,8	1.870	170	61,6± 4,5	1.572
185	80± 6,8	1.933	175	64,3± 4,5	1.626
190	83,5 ± 7,2	1.983	180	69±5,4	1.666

aproximados; ya hemos observado que en la dieta de los ritmos naturales las proteínas matutinas aceleran el metabolismo, así que el gasto calórico de los que hacen esta dieta, supera en mucho al metabolismo que resulta de los cálculos matemáticos clásicos.

EL GASTO CALÓRICO APROXIMADO DURANTE EL EJERCICIO

Los ejercicios desarrollan la masa muscular y por ello aceleran el metabolismo a largo plazo.

Los músculos son los que queman más calorías, mientras que la grasa corporal casi no gasta nada, por ello, cuanta más masa muscular tiene, tanto más calorías gastará durante el ejercicio y aún estando en reposo sentado o durmiendo.

Si inicia una dieta sin hacer ejercicios perderá peso pero, a menudo, se sacrifica la masa muscular y esto dificulta la subsiguiente pérdida de peso. Una dieta restrictiva sin actividad física, puede disminuir la tasa metabólica hasta en un 30 por ciento.

La siguiente tabla indica cuántas calorías quema una persona de 68 kilos que realiza estas actividades durante 30 minutos.

GASTO CALÓRICO PARA DIVERSAS ACTIVIDADES, DURANTE • HORA PARA UNA PERSONA DE 68 Kg

Actividad	Gasto de calorías por 1/2 hora
Limpieza de ventanas	130
Dormir	15
Jardinería	110
Leer	27
Conversar sentado	40
Lavar el coche	108
Pasar el aspirador	130
Ver la televisión	18
Ejercicio moderado	108
Bicicleta estática (vigorosa)	272
Montar en bicicleta (8 km/h)	105
Montar en bicicleta (16km/h)	195
Montar en bicicleta (13 km/h)	165
Montar en bicicleta (21km/h)	330
Patinar sobre ruedas	175
Montañismo (3 km/h)	245
Bailar (baile de discoteca)	175
Marcha rápida o *jogging* (8 km/h)	265
Nadar (400/h)	150
Jugar al baloncesto	242
Caminar (1,5 km/h)	65
Aeróbico bajo impacto	152
Caminar (5 km/h)	140
Aeróbico alto impacto	188
Ejercicio vigoroso	205
Juego de bolos	72
Tenis	210
Golf	132
Caminar (6,5 km/h)	195
Correr 8,3 km/h	226
Estiramiento, yoga hatha	96
Senderismo	154

NIVELES RECOMENDABLES COLESTEROL Y TRIGLICÉRIDOS

Nivel recomendable del colesterol

Indica mayor riesgo de un ataque al corazón o de un accidente cerebrovascular.

Menos de 200 mg/dl =>Deseable
200 a 239 mg/dl =>Límite alto o mayor riesgo
240 mg/dl o más =>Alto o más del doble de riesgo que el nivel deseable

Nivel recomendable del LDL colesterol (colesterol malo)

LDL son las iniciales en inglés de lipoproteínas de baja densidad.

Incrementa su riesgo cardiovascular

Menos de 100 mg/dl => Óptimo para cardíacos y diabéticos
100 a 129 mg/dl => Casi perfecto
130 a 159 mg/dl => Límite alto
160 a 189 mg/dl => Alto
190 mg/dl y más => Muy alto

Nivel recomendable del HDL colesterol (colesterol bueno o protector)

HDL son las iniciales en inglés de lipoproteínas de alta densidad. Al HDL se le considera como el colesterol «bueno» porque disminuye el riesgo cardiovascular.

HOMBRES	MUJERES	
40-50 mg/dL	50-60 mg/dL	Óptimo
Menos de 40 mg/dL	Menos de 45 mg/dL	Bajo
Menos de 30 mg/dL	Menos de 30 mg/dL	Muy bajo: alto riesgo cardiovascular

A diferencia de otros tipos de colesterol —cuanto más alto sea su HDL, mejor. Usted puede elevar su HDL dejando de fumar, bajando el exceso de peso y haciendo más actividad física. Si usted hace cambios saludables a su tipo de vida, puede elevar su HDL y reducir su riesgo cardiovascular.

TRIGLICÉRIDOS

Los triglicéridos son grasas que se elevan por resistencia a la insulina como en los diabéticos y las mujeres con ovarios poliquísticos.

Menos de 150 mg/dL	Normal
150-199 mg/dL	Límite alto
200-499 mg/dL	Alto
500 mg/dl o más	Muy alto

Aumentan cuando la insulina sube excesivamente en respuesta a los carbohidratos Los que tienen los triglicéridos altos usualmente tienen disminuido el colesterol protector o HDL. Por esto también sufren de un alto riesgo cardiovascular. La progesterona, los esteroides anabólicos y las hormonas masculinas y los excesivos niveles de insulina

TABLA 4

TABLA DE CONTENIDO DE CALORÍAS (CAL), PROTEÍNAS (PRO), GRASAS (GRA) Y CARBOHIDRATOS O AZÚCAR (HC) POR CADA 100 g DE ALIMENTO

NUTRIENTES	CAL	PRO	GRA	HC
LECHES				
Leche chocolateada	62	3	1,1	10
Leche descremada polvo	36	3,5	0,1	5,1
Leche entera	57	3	3	4,5
Leche descremada	45	3,1	1,5	4,7
YOGUR				
Yogur con cereales	48	3	0,05	9
Yogur con fibras y frutas	71	4,7	0,2	12,5
Yogur con cereal/azúcar	119	3,8	2,2	21
Yogur saborizado	34,5	3,6	0,05	4,4
Yogur descr. All Bran	75	5,1	0,4	12,5
Yogur descr./frutas	48	2,8	0,03	9
QUESOS				
Philadelphia *light*	200	10	16,6	6,6
Queso blanco diet	100	9,9	3,5	7,4
Queso camembert	527	26	29,7	
Queso *cheddar*	374	26	30	
Queso *cottage*	95	11,4	4,5	2
Queso crema	245	8,2	22	3,7
Queso de cabra	173	16	10,3	3,7
Queso paisa	250	16,5	17,2	1,9
Queso edam	345	22	27	26
Queso *ementhal*	403	27,8	28,2	0,5
Queso fresco	307	24	23	1
Queso fresco *diet*	230	24	15	1
Queso *gruyere*	357	28	26	10
Queso holandés	360	24	28	
Queso mozzarella	334	24	26	
Queso parmesano	393	36	26	2,9
Queso ricotta	185	14,5	13	2,5
Queso *roquefort*	364	20	31	
PESCADO				
Bacalao	77	17,5	0,3	
Caballa	165	21,3	8,2	
Lenguado	87	19	0,5	
Merluza	90	19,3	0,8	
Salmón rosado	99	16,9	2,93	
PESCADOS ENVASADOS				
Anchoas	175	11,7	10	
Arenque salmuera	219	21	15	
Atún en aceite	288	24,2	20,5	
Atún en agua	127	28	0,8	
Caviar en lata	262	26,9	15	
Sardinas en aceite	238	23,4	13,2	3,3
VEGETATES, HORTALIZAS Y LEGUMBRES				
Acelga	25	2,4	0,3	4,6
Achicoria	20	1,8	0,3	3,8
Ají morrón rojo	24	0,8	0,2	5,1
Alfalfa, brotes de	52	6	0,4	9,5
Apio España	21	1,1	0	3,3
Arvejas	84	6,3	0,4	14,4
Batata	114	1,7	0,4	26,3
Berenjena	25	1,2	0,2	5,6
Berro	19	2,2	0,3	3
Brócoli	32	3,6	0,3	5,9
Calabaza	26	1	0,1	6,5
Cebolla	38	1,5	0,1	8,7
Col de Bruselas	45	4,9	0,4	8,3
Repollo blanco	24	1,3	0,2	5,4
Repollo colorado	31	2	0,2	6,9
Coliflor	27	2,7	0,2	5,2
Endibia	20	1,7	0,1	4,1
Escarola	20	1,7	0,1	4,1
Espinaca	26	3,2	0,3	4,3
Espárrago	26	2,5	0,2	5
Haba	118	9,3	0,4	20,3
Hinojo	28	2,8	0,4	5,1
Hongos	28	2,7	0,3	4,4
Lechuga	13	0,9	0,1	2,9
Palmito	26	2,2	0,2	5,2
Papa	76	2,1	0,1	17,1
Pepino	15	0,7	0,1	2,7
Rabanito	16	0,6	0,1	2,8

Remolacha	44	1,7	0,1	9,5
Soja, brotes de	58	4,1	1,1	5,9
Tomate	22	1,1	0,2	4,7
Zanahoria	42	1,1	0,2	9,7
Legumbres secas				
Arvejas secas	340	24,1	1,3	60,3
Garbanzos	360	20,5	4,8	61
Lentejas	340	24,7	1,1	60,1
Soja, grano entero	306	33,4	16,1	33,3
CEREALES				
All Bran	233	13,3	3,3	73,3
Arroz blanco	343	6,7	0,25	78,6
Arroz integral	353	8,7	1,7	75,8
Avena Nestum	410	13	8	71,5
Avena, salvado de	383	17	8,8	58,9
Cereal mix	375	9,5	7,2	67,5
Choco cereal	400	6,7	3,3	86,7
Copos de maíz	367	6,6	0	83
Fruti Loops	367	6,7	3,3	83,3
Harina de glúten	378	41,4	1,9	47,2
Maíz, almidón de	355	0,3	0,1	88,2
Sémola	346	12	1,5	71
Trigo, harina de	345	9,5	1,1	74,5
Trigo, integral	333	13,3	2	71
Trigo, salvado de	353	16	4,6	61,9
Pastas frescas y secas				
Fideos	369	12,5	1,2	75,2
Fideos soperos	343	11	1,1	72,2
Masa de empanadas	385	5	21,2	43,5
Masa de pizza	246	6,6	3,4	46,9
Ñoquis de papa	246	6,3	6,6	40,2
Ravioles de carne	253	9,1	4,4	44,4
Tallarines al huevo	287	9,2	2,6	56,8
Pan				
Pan alemán	263	8,9	0,2	56,5
Pan matzos (hebreo)	390	10	1	84,7
Pan francés	269	9,3	0,2	57,4
Pan de centeno	245	8,2	1,1	50,5
Pan de salvado	228	13,5	3	36,8
AZÚCAR Y DULCES				
Azúcar blanca	385	0	0	99,5
Azúcar morena	373	0	0	96,4
Dulces				
Dulce de batata	255	0,1	0,55	62,4
Dulce de leche	284	5,5	6	52
Dulce de membrillo	278	0,98	0,44	86,8
Jaleas	261	0,2	0	65
Mermelada	272	0,6	0,1	70
Miel	294	0,3	0	79,5

Golosinas				
Alfajor dulce leche	391	4,6	8,5	73,9
Almendra + choco	569	12,3	43,7	39,6
Caramelo de leche	389	0,9	1	94
Merengue	378	1,7	0,1	92,6
Chocolate, Cacao				
Chocolate blanco	563	7,1	36,2	52,2
Chocolate + leche	542	6	33,5	54
Chocolate amargo	570	5,5	52,9	18
Choco + almendras	583	8	38,6	51
Chocolate de taza	471	5,4	32,1	58,9
Polvo de cacao	343	5,2	2,8	74,2
HUEVOS				
Clara de huevo	53	11	0,2	1
Huevo de codorniz	179	11,6	13,1	3,6
Yema de huevo	341	16	29,2	2
CARNE DE VACUNO				
Bistec angosto	182	20,8	10,3	
Cuadril magro	158	21,2	7,5	
Hamburguesa	230	14	18,3	0,5
Lomo semigordo	241	18,5	17,9	
Lomo magro	148	20,7	6,5	
Asado c/grasa	325	16,6	28,15	
Asado magro	154	20,7	7,28	
Tira de asado	401	14,8	37,4	
Tira de asado magro	193	20,7	11,6	
Carne de cerdo				
Carne cerdo gorda	346	14,6	31,4	
Carne cerdo magra	276	16,7	22,7	
Conejo, carne de	156	20,3	7,7	
VISCERAS				
Hígado de vaca	134	19,8	3,9	3,6
Lengua de vaca	191	16	13,2	0,9
Mollejas de vaca	229	14,4	19	
Mondongo de vaca	90	14	2,7	1,4
FIAMBRES/EMBUTIDOS				
Chorizo	373	12,5	32	2
Jamón crudo	296	25,8	20,6	
Lomo	153	23	5	3
Mortadela	309	17	26	4
Paleta	121	16	6	3

Picadillo de carne	182	12	13,5	3,3	**Frutas deshidratadas**			
Salchicha de Viena	269	12	22,5	4,6	Ciruela	255	21	0,6	67,4
CARNE DE AVE					Durazno	262	3	0,7	68,3
Hamburguesa, pollo	153	19	7,7	1,8	Dátil	274	2,2	0,5	72,9
Pavo, carne de	268	20	20,1	0,5	Higo	274	4,3	1,3	69,1
Pollo, carne de	170	18,2	10,2		Pasa de uva	289	2,5	0,2	77,4
Menudos de pollo	103	17,5	3,1	0,1	**Frutas envasadas** *diet*				
MARISCOS					Ananás	35	0,38	0,12	8,34
Almeja	76	12,6	1,6	2	Cóctel de Frutas *diet*	36	0,38	0,12	8,34
Calamar	78	16,4	0,9		Durazno almíbar *diet*	14	0,2	0,2	2,8
Langosta	88	16,2	1,9	0,5	Peras en almíbar *diet*	25	0,4	0,2	5,5
Langostino	115	17,9	4,3		**FRITURAS Y MASAS**				
Mejillón	95	14,4	2,1	3,2	Bombas	373	14	20,4	33,4
Ostra	44	5,8	0,5	3,5	Churros	348	4,6	20	40
					Donas	391	4,6	18,6	51,4
Pulpo	56	12,6	0,3		Magdalenas	391	5,3	18,4	48,4
Vieira	78	14,8	0,1	3,4	Medialunas	318	9,!	6,9	55
FRUTAS					Mil hojas	630	8,6	46,2	45
Ananás o piña	52	0,4	0,2	13,7	Palmeras	475	5,2	30,5	45
Cambur o banana	85	1,1	0,2	22,2	Panquecas	235	9,4	9,1	28,9
Cereza	58	1,2	0,3	14,3	**Galletitas**				
Ciruela	47	0,6	0,2	11,9	Galleta marinera	361	12,8	0,7	75,9
Coco fresco	296	3,5	27,2	13,7	Galletitas de soda	415	8,6	10,2	72,2
Damasco	57	0,8	0,6	13,8	Galletitas con salvado	438	13,8	12,4	69,3
Durazno	52	0,8	0,2	13,3	Galletitas dulces	457	7	15,1	73,4
Guanábana	61	1	1	14,6	Galleta dulce rellena	496	3,5	22,1	70,7
Granada	67	0,8	0,7	16,2	Galletas de vainilla	388	7,8	3,4	81,6
Higo	62	1,2	0,2	15,6	**GRASAS**				
Kiwi	53	0,8	0,6	10,8	Crema de leche	422	1,7	45	2,5
Limón	29	0,6	0,6	8,1	Manteca	744	1,5	82	0
Mandarina	43	0,7	0,2	10,9	Manteca *diet*	381	6,5	39,4	0
Manzana	58	0,3	0,3	15,2	**Grasas vegetales**				
Melón	44	0,6	0,3	11,1	Manteca de cacao	925	0	94,5	0
Naranja	42	0,8	0,2	10,5	Manteca de maní	581	27,8	49,4	17,2
Níspero	44	0,2	0,6	10,7	Margarina	730	0,6	81	0,4
Pera	56	0,3	0,2	14,8	Margarina *diet*	333	0,2	36,1	1,8
Pomelo	41	0,5	0,1	10,6	**Aceite**				
Sandía	22	0,5	0,1	5,3	Aceite de girasol	860	0	100	0
Uva	68	0,6	0,7	16,7	Aceite de oliva	860	0	100	0
Frutas secas					**Mayonesa, salsas**				
Almendra	547	18,6	54,1	19,6	Ketchup	150	2	0	3,5
Avellana	647	10,8	63,2	19,8	Mayonesa	800	1	81,3	1,5
Maní	560	26,7	47,3	17,5	Mostaza	75	4,7	4,4	6,4
Nuez	664	13,7	67,2	13,2	Salsa blanca	163	3,9	12,5	8,8
Pistacho	594	19,3	53,7	19	Salsa de soja	61	8,8	0	8,3
					Mayonesa *ligth*	374	0,5	38	7,5

Pasapalos				
Almendras tostadas	627	18,6	57,7	19,5
Maní salado	600	32	44	20
Palitos salados	591	7,3	38,5	53,9
Papas fritas	540	8	36	48
Semillas				
Semillas de amapola	533	18	44,7	23,7
Semillas de girasol	560	23	47,3	19,9
Semillas de sésamo	563	18,6	49,1	21,6
Bebidas sin alcohol				
Agua tónica	34	0	0	8,5
Alimento soja líquido	44	0,5	0,2	10,1
Gaseosa azucarada	48	0	0	12
Bebidas destiladas				
Cognac	280			
Ginebra	245			
Ponche	203			
Ron	305			
Vodka	315			
Cerveza				
Cerveza	48	0,6	0	3,8
Cerveza *ligth*	28	0,2	0	1,3
Champaña				
Champaña *demisec*	90	0	0	2,5
Champaña *sec*	85	0	0	1,2

Vinos				
Jerez	153			
Vino promedio	53			
Oporto	130	0,3		
Whisky				
Whisky (promedio)	264			
Cocktailes				
Daiquirí	122	0,1	0,1	5,2
Gin&Tonic	76			7
Martini	140	0,1	0,1	0,3
Piña colada	194	0,4	1,9	29,6

SELECCIÓN BIBLIOGRÁFICA

BAILLARGEON J, IUORNO M, JAKUBOWICZ D, APRIDONIDZE T, HE N, NESTLER J (2004). «Metformin therapy increases insulin-stimulated release of D-chiro-inositol-containinginositolphosphoglycan mediator in women with polycystic ovary syndrome». *J Clin Endocrinol Metab;* 89:242.

BAILLARGEON J, JAKUBOWICZ D, IUORNO M, NESTLER J (2004). «Effects of Metformin and Rosiglitazone, Alone and in Combination, in Non-Obese Women with Polycystic Ovary Syndrome and Normal Indices of Insulin Sensitivity». *Fertil & Steril;* 82:893.

(1971). *Biological rhythms and human performance.* W P Colquhoun Publisher. London, New York: Academic Press.

BOULOS Z, ROSENWASSER A, TERMAN M 81980). «Feeding schedules and the circadian organization of behavior». *Behav Brain Res;* 1:39.

CARROLL S, DUDFIELD M (2004). «What is the Relationship Between Exercise and Metabolic Abnormalities». *A Review of the Metabolic Syndrome. Sports Med;* 34:37.

CASTILLO M, HOCHSTETLER K, TAVERNIER R JR, GREENE D, BULT-ITO A (2004). «Entrainment of the Master Circadian Clock by Scheduled Feeding». *Am J Physiol Regul Integr Comp Physiol;* 287(3):551-5.

CSERNUS V, MESS B (2003). «Biorhythms and pineal gland». *Neuroendocrinol Lett;* 24(6):404-411.

DIAMANTI-KANDARAKIS E, BAILLARGEON J, IUORNO M, JAKUBOWICZ D, NESTLER J (2003). «A modern medical quandary: polycystic ovary syndrome, insulin resistance, and oral contraceptive pills». *J Clin Endocrinol Metab;* 88:1927.

FATATI G, VENDETLI A, PUXEDDU A, DE FRANCESCO G, CODA S, DE ROSA R, DE MARCO E, DE LAURENTIS T, FONTANA S, CUGINI P (2001). «Circadian rhythm of hunger sensation in obese patients: effects of a short-term, moderately hypocaloric diet with a substitutive meal». *Eat Weight Disord;* 6:214.

FERRARI E, MAGRI F, PONTIGGIA B, RONDANELLI M, FIORAVANTI M, SOLERTE S, SEVERGNINI S (1997). «Circadian neuroendocrine functions in disorders of eating behavior». *Eat Weight Disord;* 2:196.

GAGLIARDINO J, HERNÁNDEZ R, REBOLLEDO O (1984)nobiological aspects of blood glucose regulation: a new scope for the study of diabetes mellitus». *Chronobiologia;* 11:357.

GOLDBERG J, BELURY M, ELAM P, FINN S, HAYES D, LYLE R, ST JEOR S, WARREN M, HELLWIG J (2004). «The obesity crisis: Don't blame it on the pyramid». *J Am Diet Assoc;* 104:1141.

HEMMINGSSON E, ROSSNER S (2004). «Physical activity in the treatment of obesity. Obesity-a chronic disease requiring life-long physical activity». *Lakartidningen;* 101:1790.

ISHIDA, N, KANEKO M y ALLADA, Ravi (1999). «Biological clock Proc Natl Acad Sci USA». *Proc Natl Acad Sci USA;* 3(96):8819-8820.

JAKUBOWICZ D (2000). «La resistencia a la insulina en el síndrome de ovario poliquístico. Complicaciones a mediano y largo plazo». *Médico Interamericano;* v. 19:422.

JAKUBOWICZ D, ESSAH P, SEPPALA M, JAKUBOWICZ S, BAILLARGEON J, KOISTINEN R, NESTLER J (2004). «Reduced serum glycodelin and insulin-like growth factor-binding protein-1 in women with polycystic ovary syndrome during first trimester of pregnancy». *J Clin Endocrinol Metab;* 89:833-9.

JAKUBOWICZ D, NESTLER J (1997). «17 alpha-Hydroxyprogesterone responses to leuprofide and serum androgens in obese women with and without polycystic ovary syndrome offer dietary weight loss». *J Clin Endocrinol Metab;* 82:556.

JAKUBOWICZ D, NESTLER J (1995). «17 alpha-Hydroxyprogesterone responses to leuprofide and serum androgens in obese women with and without polycystic ovary syndrome offer dietary weight loss». *J Clin Endocrinol Metab;* 82:556.

JAKUBOWICZ D, NESTLER J (1995). «Disparate effects of weight reduction by diet on serum dehydroepiandrosterone-sulfate levels in obese men and women». *J Clin Endocrinol Metab;* 80:3373.

JAKUBOWICZ D, BEER N, NESTLER J (1994). «Disparate effects of insulin reduction with diltiazem on serum dehydroepiandrosterone sulfate levels in obese hypertensive men and women». *J Clin Endocrinol Metab;* 79:1077.

JAKUBOWICZ D, ESSAH P, SEPPALA M, JAKUBOWICZ S, BAILLARGEON J, KOISTINEN R, NESTLER J (2004). «Reduced serum glycodelin and insulin-like growth factor-binding protein-1 in women With polycystic ovary syndrome during first trimester of pregnancy». *J Clin Endocrinol Metab;* 89:833-9.

JAKUBOWICZ D, SEPPALA M, JAKUBOWICZ S, RODRÍGUEZ-ARMAS O, RIVAS-SANTIAGO A, KOISTINEN H, KOISTINEN R, NESTLER J (2001). «Insulin reduction with metformin increases luteal phase serum glycodelin and insulin-like growth factor-binding protein 1 concentrations and enhances uterine vascularity and blood flow in the polycystic ovary syndrome». *J Clin Endocrinol Metab;* 86(3):1126

JAKUBOWICZ D, IUORNO M, ROBERTS K, y NESTLER J (2002). «Effects of Metformin on Early Pregnancy Loss in the Polycystic Ovary Syndrome». *J Clin Endocrinol Metab;* 87:524.

LEIBOWITZ S, ALEXANDER J (1998). «Hypothalamic serotonin in control of eating behavior, meal size, and body weight». *Biol Psychiatry;* 44(9):851-864.

LEPROULT R, COLECCHIA E, L'HERMITE-BALERIAUX M, VAN CAUTER E (2001). «Transition from dim to bright light in the morning induces an immediate elevation of cortisol levels». *J Clin Endocrinol Metab;* 86(1):151.

LOWDEN A, HOLMBACK U, AKERSTEDT T, FORSLUND A, FORSLUND J, LENNERNAS M (2001). «Time of day type of food-relation to mood and hunger during 24 hours of constant conditions». *J Hum Ergol;* 30(1-2):381.

MACIAS A (2004). «Experimental demonstration of human weight homeostasis: implications for Understanding Obesity». *Br J Nutr;* 91(3):329.

MAFFEIS C, MOGHETTI P, GREZZANI A, CLEMENTI M, GAUDINO R, TATO L (2002). «Insulin resistance and the persistence of obesity from childhood into adulthood». *Clin Endocrinol Metab;* 87(1):71.

MARSHALL H, ALLISON K, O'REARDON J, BIRKETVEDT G, STUNKARD A (2004). «Night eating syndrome among non-obese persons». *Int J Eat Disord;* 35(2):217.

MACLEAN P. S., HIGGINS J. A., JOHNSON G. C., FLEMING-ELDER B. K., PETERS J. C., HILL J. O. «Metabolic adjustments with the development, treatment, and recurrence of obesity». *Am J Physiol Regul Integr Comp Physiol.* 2004.

MCLAUGHLIN T, ALLISON G, ABBASI F, LAMENDOLA C, REAVEN G (2004). «Prevalence of insulin resistance and associated cardiovascular disease risk factors among Normal weight, overweight, and obese individuals». *Metabolism;* 53(4):495.

MORGAN R, PAUL S, FISHER M (2004). «Challenges and strategies for proper pediatric nutrition and weight control». *N J Med;* 101(5):33.

NESTLER J, JAKUBOWICZ D (1996). «Decreases in ovarian cytochrome P450cl7 alpha activity and serum free testosterone after reduction of insulin secretion in polycystic ovary syndrome». *N Engl J Med;* 335(9):617.

NESTLER J, JAKUBOWICZ D (1997). «Lean women with polycystic ovary syndrome respond to insulin reduction with decreases in ovarian P450c17 alpha activity and serum androgens». *J Clin Endocrinol Metab;* 82:4075.

NESTLER J, STOVALL D, AKHTER N, IUORNO M, y JAKUBOWICZ D (2002). «Strategies for the Use of Insulin Sensitizing Drugs in the Polycystic Ovary Syndrome: Treatment of Infertility». *Fertil & Steril;* 77:209.

NESTLER J, JAKUBOWICZ D (1999). «Ovulatory and metabolic effects of D-chiro-inositol in the polycystic ovary syndrome». *N Engl J Med;* 340:1314.

NESTLER J, JAKUBOWICZ D (1995). «Effects of insulin reduction with benfluorex on serum dehydroepiandrosterone (DHEA), DHEA sulfate, and blood pressure in hypertensive niiddle-aged and elderly men». *J Clin Endocrinol Metab;* 80:700.

NESTLER J, JAKUBOWICZ D, IUORNO M (2000). «Role of inositolphosphoglycan mediators of insulin action in the polycystic ovary syndrome». *J Pediatr Endocrinol Metab;* 13(5):1295.

OKOSUN I, CHANDRA K, BOEV A, BOLTRI J, CHOI S, PARISH D, DEVER G (2004). «Abdominal adiposity in U.S. adults: prevalence and trends, 1960-2000». *Prev Med;* 39:197.

PERREAU-LENZ S, PEVET P, BUIJS R, KALSBEEK A (2004). «The biological clock: the bodyguard of temporal homeostasis». *Chronobiol;* (Int)21:1.

(2004). «Prevalence of overweight and obesity among US children, adolescents, and adults». *1999-2002 JAMA;* 291:284.

(2004) «Prevention and treatment of overweight in children and adolescents». *Am Fam Physician*; 69:2591.

RADIC R, NIKOLIC V, KARNER I, KOSOVIC P, KURBEL S, SELTHOFER R, CURKOVIC, M (2003). «Circadian rhythm of blood leptin level in obese and non-obese people». *Coll Antropol;* 27:555.

RANA J, MUKAMAL K, MORGAN J, MÜLLER J, MITTLEMAN M (2003). «Circadian variation in the onset of myocardial infarction: effect of duration of diabetes». *Diabetes;* 52:1464.

REAVEN G, ABBASI F, MCLAUGHLIN T (2004). «Obesity, insulin resistance, and cardiovascular disease». *Recent Prog Horm Res;* 59:207.

ROMON M, EDME J, BOULENGUEZ C, LESCROART J, FRIMAT P (1993). «Circadian variation of diet-induced thermogenesis». *Am J Clin Nutr;* 57(4):476-80.

RUDMAN D, KUTNER M, ROGERS C, LUBIN M, FLEMING G, BAIN R (1981). «Impaired growth hormone secretion in the adult population: relation to age and adiposity». *J Clin Invest;* 67:1361.

RYAN D (2003). «Diabetes Prevention Program Research Group. Diet and exercise in the prevention of diabetes». *J Clin Pract Suppl;* (Int)134:28.

SCHEEN A, BUXTON O, JISON M, VAN REETH O, LEPROULT R, L'HERMITE-BALERIAUX M, VAN CAUTER E (1998). «Effects of exercise on neuroendocrine secretions and glucose regulation at different times of day». *Am J Physiol;* 274:E1040.

SLYPER A (2004). «The pediatric obesity epidemic: causes and controversies». *J Clin Endocrinol Metab;* 89:2540.

SMOLENSKY, M (2001). «PhD Circadian Rhythms in Medicine CNS». *Spectrums;* 6(6):467-482.

STANLEY S, WYNNE K, MCGOWAN B, BLOOM S (2005). «Hormonal Regulation of Food Intake». *Physiol Rev;* 85:1131-1158.

VAN CAUTER E, BLACKMAN J, ROLAND D, SPIRE J, REFETOFF S, POLONSKY K (1991). «Modulation of glucose regulation and insulin secretion by circadian rhythmicity and sleep». *J Clin Invest;* 88:934.

VAN CAUTER E (2000). «Slow wave sleep and release of growth hormone». *JAMA;* 284:2717.

VAN CAUTER E, POLONSKY K, SCHEEN A (1997). «Roles of circadian rhythmicity and sleep in human glucose regulation». *Endocr Rev;* 18:716.

WEISS R, DZIURA J, BURGERT T, TAMBORLANE W, TAKSALI S, YECKEL C, ALLEN K, LOPES M, SAVOYE M, MORRISON J, SHERWIN R, CAPRIO S (2004). «Obesity and the metabolic syndrome in children and Adolescents». *N Engl J Med;* 350:2362.

WESTERTERP-PLANTENGA M, LEJEUNE M, NIJS I, VAN OOIJEN M, KOVACS E (2004). «High protein intake sustains weight maintenance after body weight loss in humans». *J Obes Relat Metab Disord;* (Int)28:57.

Este libro se terminó de Imprimir
en los talleres gráficos de
Editorial Arte, S.A.
Se imprimieron 5.000 ejemplares
en el mes de Junio de 2006,
en Papel Glasé de 115 grs.

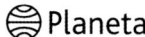 Planeta

España
Av. Diagonal, 662-664
08034 Barcelona (España)
Tel. (34) 93 492 80 36
Fax (34) 93 496 70 58
Mail: info@planetaint.com
www.planeta.es

P.º Recoletos, 4, 3.ª planta
28001 Madrid (España)
Tel. (34) 91 423 03 00
Fax (34) 91 423 03 25
Mail: info@planetaint.com
www.planeta.es

Argentina
Av. Independencia, 1668
C1100 ABQ Buenos Aires
(Argentina)
Tel. (5411) 4382 40 43/45
Fax (5411) 4383 37 93
Mail: info@eplaneta.com.ar
www.editorialplaneta.com.ar

Brasil
Rua Ministro Rocha Azevedo, 346 - 8.º andar
Bairro Cerqueira César
01410-000 São Paulo (Brasil)
Tel. (5511) 3087 88 88
Fax (5511) 3898 20 39

Chile
Av. 11 de Septiembre, 2353, piso 16
Torre San Ramón, Providencia
Santiago (Chile)
Tel. Gerencia (562) 431 05 20
Fax (562) 431 05 14
Mail: info@planeta.cl
www.editorialplaneta.cl

Colombia
Calle 73, 7-60, pisos 7 al 11
Bogotá, D.C. (Colombia)
Tel. (571) 607 99 97
Fax (571) 607 99 76
Mail: info@planeta.com.co
www.editorialplaneta.com.co

Ecuador
Whymper, N27-166, y A. Orellana,
Quito (Ecuador)
Tel. (5932) 290 89 99
Fax (5932) 250 72 34
Mail: planeta@access.net.ec
www.editorialplaneta.com.ec

Estados Unidos y Centroamérica
2057 NW 87th Avenue
33172 Miami, Florida (USA)
Tel. (1305) 470 0016
Fax (1305) 470 62 67
Mail: infosales@planetapublishing.com
www.planeta.es

México
Av. Insurgentes Sur, 1898, piso 11
Torre Siglum, Colonia Florida, CP-01030
Delegación Álvaro Obregón
México, D.F. (México)
Tel. (52) 55 53 22 36 10
Fax (52) 55 53 22 36 36
Mail: info@planeta.com.mx
www.editorialplaneta.com.mx
www.planeta.com.mx

Perú
Grupo Editor
Jirón Talara, 223
Jesús María, Lima (Perú)
Tel. (511) 424 56 57
Fax (511) 424 51 49
www.editorialplaneta.com.co

Portugal
Publicações Dom Quixote
Rua Ivone Silva, 6, 2.º
1050-124 Lisboa (Portugal)
Tel. (351) 21 120 90 00
Fax (351) 21 120 90 39
Mail: editorial@dquixote.pt
www.dquixote.pt

Uruguay
Cuareim, 1647
11100 Montevideo (Uruguay)
Tel. (5982) 901 40 26
Fax (5982) 902 25 50
Mail: info@planeta.com.uy
www.editorialplaneta.com.uy

Venezuela
Calle Madrid, entre New York y Trinidad
Quinta Toscanella
Las Mercedes, Caracas (Venezuela)
Tel. (58212) 991 33 38
Fax (58212) 991 37 92
Mail: info@planeta.com.ve
www.editorialplaneta.com.ve

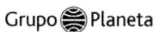 Grupo Planeta   Planeta es un sello editorial del Grupo Planeta   www.planeta.es